ESSAI

SUR

L'AVORTEMENT

CONSIDÉRÉ

AU POINT DE VUE DU DROIT CRIMINEL, DE LA MÉDECINE LÉGALE
ET DE LA RESPONSABILITÉ MÉDICALE
LORSQU'IL EST PROVOQUÉ PAR LE MÉDECIN POUR LE SALUT DE LA MÈRE

PAR

EDGAR DE VESINE LARUE,
Docteur en médecine, licencié en droit.

PRIX : 1 fr. 50.

PARIS
ADRIEN DELAHAYE, LIBRAIRE-ÉDITEUR,
PLACE DE L'ÉCOLE DE MÉDECINE.
1866

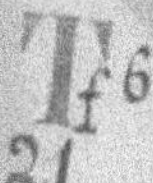

ESSAI

SUR

L'AVORTEMENT

CONSIDÉRÉ

AU POINT DE VUE DU DROIT CRIMINEL, DE LA MÉDECINE LÉGALE
ET DE LA RESPONSABILITÉ MÉDICALE
LORSQU'IL EST PROVOQUÉ PAR LE MÉDECIN POUR LE SALUT DE LA MÈRE

PAR

EDGAR DE VESINE LARUE,
Docteur en médecine, licencié en droit.

PRIX : 1 fr. 50.

PARIS
ADRIEN DELAHAYE, LIBRAIRE-ÉDITEUR,
PLACE DE L'ÉCOLE DE MÉDECINE.
1866

AVERTISSEMENT.

L'avortement est une des matières les plus discutées du droit criminel et de la médecine légale. Les enseignements de la doctrine se heurtent contre la jurisprudence des cours d'assises et de la Cour suprême. Les médecins-légistes, subissant le contrecoup des théories criminelles, rejettent la nécessité de tout examen du produit de conception expulsé, ou l'exigent d'une manière absolue.

Il résulte de ces dissidences que la répression de l'avortement est très-rare, et cette quasi-impunité de fait explique la fréquence toujours croissante de ce crime, qui constitue un danger social d'autant plus sérieux qu'il est moins apparent.

Au sujet de l'incrimination de la tentative d'avortement, nous voyons de semblables controverses s'élever avec autant de force que quand il s'agit des éléments mêmes du délit.

Au point de vue de la pénalité, on est frappé du laconisme de l'article 317 du Code pénal, qui, seul dans notre législation, est relatif à ce crime, et qui confond, dans une pénalité commune, des culpabilités évidemment très-différentes.

Enfin, quelque autorisé que paraisse être le médecin lorsqu'il provoque l'avortement pour le salut de la mère, on ne saurait voir dans la justification de sa conduite, telle qu'elle a été établie par les différents auteurs qui se sont occupés de cette question, que la preuve d'un cas d'excusabilité, au lieu de la démonstration d'un droit légitime, qui, à notre avis du moins, existe cependant.

Ces différentes questions faisaient depuis quelque temps déjà l'objet de nos méditations. Nous les avons résumées en quelques pages que nous nous décidons à publier, afin de concourir, dans la faible mesure de nos forces, à la solution de problèmes qui présentent un intérêt social aussi marqué.

1er mai 1866.

ESSAI

SUR

L'AVORTEMENT.

CHAPITRE PREMIER.

INTRODUCTION HISTORIQUE.

Dans tous les temps et chez presque toutes les nations, l'avortement a été considéré comme un acte coupable, défendu et réprimé par les lois. A côté de ce fait constant et général, rien de plus varié que les idées, je n'ose dire les théories, en vertu desquelles cet acte a été criminalisé. Il n'est peut-être pas, en effet, de matière de droit pénal où l'influence des mœurs, du degré de civilisation et des idées philosophiques et médicales se fasse sentir d'une manière plus frappante que dans l'avortement. Aussi nous a-t-il paru intéressant de faire précéder cette étude d'une exposition sommaire des principales législations anciennes et modernes. Cette analyse, toute rapide qu'elle devra nécessairement être, eu égard au cadre de cet ouvrage, aura l'avantage, nous l'espérons du moins, de jeter quelque clarté sur certains points encore obscurs et discutés. Après avoir exposé les législations anciennes et celles du moyen-âge, nous passerons en revue les principales législations modernes, et nous aborderons ensuite l'étude des dispositions du Code pénal de 1810.

§ 1er.

La législation la plus reculée qui nous ait été conservée, les lois de Moïse, punissaient l'avortement. A vrai dire, il ne paraît pas qu'elles eussent en vue l'avortement volontaire, qui alors sans doute était, sinon inconnu, du moins peu fréquent. Elles se rapportaient simplement à l'avortement causé par des violences extérieures sans intention de le provoquer.

Voici la traduction des v. 22 et 23 ch. XXI de l'Exode qui seuls ont trait à notre sujet.

22. « Si des hommes se querellent, et que l'un des deux ayant frappé une femme grosse, elle accouche avant son terme, mais sans qu'elle meure elle-même, il sera obligé de payer ce que le mari de la femme voudra et ce qui aura été ordonné par des arbitres. »

23. « Mais si la femme en meurt, il rendra vie pour vie. »

Dans cette législation, comme dans toutes les législations primitives, l'avortement n'est envisagé qu'au point de vue du préjudice causé au chef de la famille par la privation d'un être qui eût été soumis à ses droits, d'où une peine pécuniaire revêtant le caractère de dommages et intérêts au profit de ce chef. C'est une disposition que nous retrouverons chez les premiers Romains comme chez les peuples de la Germanie.

Les Grecs ne considéraient l'avortement comme un

crime punissable, que tout autant que le fœtus était animé. D'après eux, cette animation n'était présumée que lorsque la grossesse avait atteint un degré déterminé de développement qui, du reste, nous est inconnu. Jusqu'à cette époque, l'avortement était parfaitement licite. Aristote le propose, en effet, pour obvier à l'inconvénient qui peut résulter des mariages trop féconds, et de l'existence d'enfants nés d'un commerce incestueux (1). Dans ce dernier cas, Platon prescrit non-seulement l'avortement mais encore la mort des enfants (2).

Il semble résulter de ce que ces philosophes ont écrit à ce sujet, que les Grecs connaissaient des moyens efficaces et sans danger pour provoquer l'avortement qui, du reste, était très usuellement pratiqué chez eux.

Cette distinction entre le crime et l'innocence, suivant l'état de développement du fœtus, nous rend compte de la contradiction qui semble exister dans les œuvres d'Hippocrate. Dans le serment qu'on trouve à la tête de ses ouvrages, il promet, en effet, solennellement de ne jamais donner à une femme grosse aucun médicament qui puisse la faire avorter, et ce serment est suivi d'imprécations qui prouvent que ce crime était considéré comme l'un des plus grands qu'un médecin pût commettre, tandis que dans son traité *de naturâ pueri*, il fait le récit de la délivrance qu'il procura à une femme dans les premiers jours de sa grossesse.

Les Romains ont toujours considéré l'avortement comme un crime punissable. Toutefois leurs idées paraissent avoir

(1) Aristote. *Politique*, l. IV, ch. XIV, § 10.
(2) Platon. *République*, l. V, p. 273 et 278.

singulièrement varié sur la vitalité dont le fœtus pouvait être doué.

D'après plusieurs textes, ils auraient considéré le produit de conception, pendant toute la gestation, comme n'étant pas encore une créature humaine :

« *Partus nondùm editus homo non rectè fuisse dicitur* (1). » Pour eux, le fœtus n'avait donc pas une existence propre, il faisait en quelque sorte partie intégrante de la mère.

« *Partus enim, antequam edatur, mulieris portio est, vel viscerum* (2). »

Cette doctrine était celle des philosophes et d'un certain nombre de jurisconsultes stoïciens, Papinien, entr'autres. Dans leur opinion, le fœtus n'avait de vie qu'au moment de la naissance : car l'âme, disaient-ils, ne pénétrait dans le corps de l'homme qu'avec la première aspiration, le premier cri (3).

Nous voyons cependant que quelques jurisconsultes réputaient le fœtus animé dès le 40e jour (4).

Plusieurs soutenaient qu'il l'était du moment que le corps de l'enfant était formé et que son sexe pouvait être reconnu.

Enfin, le plus grand nombre déclaraient l'enfant animé quand il remuait au sein de la mère, et prétendaient qu'il était raisonnable d'infliger des peines plus sévères à ceux qui tuent un enfant déjà formé qu'à ceux qui préviennent le temps de sa formation. La difficulté de la constatation

(1) L. 9, § 1, *ad L. Falc.* (XXXV, 2).
(2) L. 1, § 1, *de inspic. ventre* (XXV, 4).
(3) L. 3, *C. de Posthumis* (VI, 29).
(4) Achille Morin, p. 104.

des mouvements de l'enfant empêcha sans doute que la distinction proposée fût suivie dans la répression, car on n'en trouve mention dans aucun texte.

Quelles que fussent donc les idées des Romains sur l'animation du fœtus, une chose doit être remarquée, c'est qu'ils s'en mirent peu en peine pour l'incrimination.

En réprimant l'avortement, ils eurent en vue, d'une part, et dans les premiers temps ce fut leur seul but, le fait pour la femme d'avoir privé son mari d'un être qui eût été soumis à sa puissance (1); de l'autre, ils considérèrent le danger social résultant de la pratique de pareils actes, et ils voulurent saisir le mal dans sa source, ainsi que nous le montre la loi suivante :

« *Qui abortionis aut amatorium poculum dant, etsi dolo non faciant tamen, quia mali exempli res est, humiliores in metallum, honestiores in insulam amissa parte bonorum relegantur; quotities mulier aut homo perierit, summo supplicio adficiuntur* (2). »

La peine était l'exil, les travaux publics ou la relégation, suivant la qualité des personnes et les circonstances du fait (3). La peine de mort n'était prononcée que lorsque la mort de la femme en était résultée, ou qu'il existait quelques circonstances particulièrement aggravantes.

Malgré ce luxe de lois et de peines, l'avortement, à Rome, était généralement usité et rarement réprimé.

(1) D. L. 4, *de extr. crim.*, l. 47, t. 11.

(2) D. L. 4, 38, § 5, l. 48, t. 19.

(3) L. 39, ff. *de pœnis.* — L. 8, ff. *ad leg. Corn. de Sic. et Venes.*

Cicéron s'écriait déjà de son temps : « *Natis sepulcro est ipse parens* (1). » Et plus tard Juvénal flagellait cette pratique odieuse dans des vers éloquents.

Dans les sources du droit germanique il est fréquemment question de l'avortement et surtout de l'avortement pratiqué avec violence par un tiers sur la personne d'une femme : car il ne paraît pas que les peuples du Nord connussent de remèdes internes capables de déterminer ce résultat, quoiqu'ils fissent usage de breuvages magiques, auxquels ils attribuaient la puissance de rendre les femmes stériles.

Le Wergeld était plus ou moins élevé, suivant que la mère avait succombé ou survécu et que l'enfant était ou non formé (2).

La loi des Alamani offre cette particularité singulière que le sexe de l'embryon, lorsqu'il pouvait être reconnu, influait singulièrement sur le Wergeld qui était beaucoup plus élevé lorsque l'embryon était femelle (3).

La loi des Wisigoths (4) contient sept dispositions sur cette matière. Les six premières s'occupent des complices qui ont donné des breuvages ou exercé des violences pour provoquer l'avortement. Ils sont passibles de peines variées, depuis l'amende de 250 écus ou 200 coups de fouet jusqu'à la mort, suivant : 1° Qu'ils sont de condition libre ou servile, et que la femme enceinte était ingénue ou esclave ; 2° que cette femme a ou non succombé aux suites de leur attentat ; 3° qu'ils ont pris au crime une part

(1) *De officiis.*
(2) Rainw., XIX, § 1.
(3) L. alam., XCI.
(4) L. 6, tit. 3.

plus ou moins directe; 4° que le fœtus était ou non animé. La dernière disposition, qui concerne la mère coupable, est assez importante pour que nous en donnions la traduction :

« Il n'y a pas d'êtres plus dépravés que ceux qui oublient les devoirs de la nature, et sont les meurtriers de leurs enfants. Comme il se répand que ce crime s'est tellement propagé dans les provinces de notre royaume, qu'hommes et femmes s'en rendent coupables, nous avons résolu d'arrêter ces débordements, et nous avons ordonné et ordonnons que toute femme, libre ou esclave, qui détruirait son enfant, fils ou fille, né ou encore dans son sein, soit à l'aide d'un breuvage pris à l'effet de procurer son avortement, soit de toute autre manière qui aurait pour but de faire périr son fruit, sera punie publiquement de mort par le juge de la province ou du territoire, aussitôt que ce crime sera découvert, si mieux n'aime le juge lui faire arracher les yeux et la priver totalement de la vue. Nous voulons encore que si le mari avait ordonné ou permis le crime, il soit soumis pareillement à la même peine. »

Les Capitulaires de Charlemagne (1) se bornent à reproduire textuellement les versets 22 et 23 chap. XXI de l'Exode.

La Caroline dispose (art. 133) que celui qui, de propos délibéré, fera par le moyen d'un breuvage avorter une femme, d'un enfant ayant eu vie, de même que celui qui aura procuré la stérilité à un homme ou à une femme, pour les empêcher d'avoir des enfants, sera condamné

(1) Liv. 6, § 12 et 13.

comme homicide, savoir : si c'est un homme, à être décapité, et, si c'est une femme, à être précipitée dans l'eau, ou à subir une autre peine capitale. Mais si l'enfant n'avait point eu vie, les juges prononceront seulement une peine arbitraire, suivant les circonstances.

Disposition remarquable puisant sa source évidemment dans le droit romain avec une distinction importante, empruntée au droit canon, celle de la vitalité ou de la non-vitalité du fœtus, qui décidera de la gravité de la peine.

Le droit canon ne taxait, en effet, l'avortement d'homicide que tout autant que l'âme existait chez le fœtus. Jusqu'à cette époque, il y avait bien faute, mais faute légère en comparaison du crime qui pouvait être commis à une époque plus avancée de la gestation.

D'après saint Augustin, l'âme existait chez l'enfant à partir du quarantième jour de la conception. Ces idées avaient plein cours dans l'église à la fin du XVIIe siècle, ainsi que nous le dit Zachias (1).

La difficulté de la preuve avait empêché d'adopter cette distinction dans notre ancienne jurisprudence, suivant Muyard de Vouglans (2). En France, dit Jousse (3), l'avortement procuré, soit avant que le fœtus soit animé, soit après, a toujours été considéré comme un crime horrible, et la religion chrétienne tient pour homicide l'action par laquelle une femme ou une fille détruit le fruit animé ou dont elle est enceinte, soit qu'il soit vivant ou non.

(1) Voyez Bulle de Sixte-Quint de 1588, confirmée par Grégoire XIV en 1691.

(2) *Lois criminelles*, p. 178.

(3) *Matières criminelles*, t. IV, p. 20-21.

La peine de ce crime est la mort. La peine capitale était prononcée, et contre la femme enceinte qui se faisait avorter, et contre ceux qui lui en procuraient les moyens en lui fournissant des breuvages, surtout si c'était des sages-femmes. La peine était arbitraire, quand les moyens employés n'avaient pas produit leur effet.

L'encise, qui consiste à faire périr du même coup la mère et l'enfant, était mis au nombre des cas royaux.

Une analyse rapide de ces différentes législations nous montre, en omettant la loi de Moïse, qui se réfère à un cas particulier et indirect, et avec elle les Capitulaires de Charlemagne :

1° Que la tentative d'avortement était punissable chez les Romains, les Visigoths, en droit canon et dans notre ancienne législation ; qu'elle ne paraît pas avoir été punie par la Caroline ;

2° Que la peine qui frappait la tentative était la même que celle du crime accompli dans la loi romaine et dans celle des Visigoths ; qu'elle était plus faible dans notre ancienne législation ;

3° Que la non-vitalité ou la non-animation n'avait aucune influence sur l'incrimination à Rome, dans notre ancienne législation, et seulement au regard des complices chez les Visigoths ; que, par contre, elle l'atténuait sensiblement en droit canon et suivant la Caroline, et qu'elle la faisait complètement tomber chez les Grecs.

§ 2.

Les législations modernes de l'Europe que nous allons passer en revue sont celles de l'Angleterre, de l'Autriche, des Deux-Siciles, d'Italie, d'Espagne, de Bavière, de Prusse, de Saxe, de Saxe-Veimar, de Hesse et de Darmstadt.

ANGLETERRE.

Si quelqu'un, dans l'intention de faire avorter une femme, lui administre ou lui fait prendre du poison ou toute autre chose nuisible, ou fait usage d'un instrument ou de tout autre moyen pour obtenir le même résultat, il est, ainsi que quiconque l'a conseillé et aidé dans ce crime, coupable de félonie et passible de déportation pour la vie, ou pour au moins quinze ans, ou d'un emprisonnement de trois ans au plus (9, c. 4, C. 31, 1, v. c. 85).

Le premier de ces statuts faisait une distinction relativement à la peine infligée pour causer un avortement, entre le cas où l'enfant était viable, et le cas où l'enfant n'était pas viable, où du moins il y avait doute à cet égard. Le premier cas était puni de mort, le second de déportation; mais l'acte 1, v. c. 85, retranche la peine capitale et assimile les deux cas. Il n'est pas même nécessaire, dans les tentatives d'avortement, qu'une femme ait été enceinte. Lorsque le bill fut porté à la chambre des Lords, il contenait le mot, *enceinte*, mais ce mot fut effacé sur les observations de Lord Lyndhurst, qui maintint que l'intention était la même dans les deux cas, et que par conséquent la punition devait être aussi la même.

AUTRICHE.

Article 128. Une femme qui entreprend avec intention

une action quelconque pour se faire avorter, ou pour que, dans son accouchement, l'enfant vienne au monde sans vie, se rend coupable d'un délit.

Art. 129. La peine de la tentative d'avortement est celle de 6 mois à un an de prison, et la peine de l'avortement consommé, de la prison dure d'un à cinq ans.

Art. 130. Est puni de la même peine, mais avec aggravation, le père de l'enfant avorté, s'il est complice du délit.

Art. 131. Se rend coupable de ce délit celui qui, dans un but quelconque, sans le gré et contre la volonté de la mère, la fait ou tente de la faire avorter.

Art. 132. Le coupable de ce délit est puni de la peine de la prison dure d'un à cinq ans; et s'il en est résulté pour la mère un danger pour sa vie ou une altération de santé, la peine est de cinq à dix ans.

DEUX-SICILES. (1)

Art. 397. Quiconque, par aliments, breuvages, médicaments, violence ou par tout autre moyen, aura procuré l'avortement d'une femme enceinte qui y aura consenti, sera puni de la rélégation.

La même peine sera prononcée contre la femme qui se sera procuré l'avortement à elle-même, ou qui aura consenti à faire usage des moyens dont l'avortement a été la conséquence.

(1) Bien que la législation des Deux-Siciles ne soit plus en vigueur, nous avons cru devoir rappeler les dispositions de son code pénal, qui, rédigé sous l'inspiration de M. Niccola Nicolini, constitue un des monuments criminels les plus remarquables.

Si la femme n'y a pas consenti, le coupable sera puni de la réclusion.

Art. 398. L'avortement manqué sera puni du second au troisième degré de prison. L'avortement tenté sera puni du premier degré de prison.

ITALIE.

Art. 501. Quiconque par aliments, breuvages, médicaments, ou par tout autre moyen, aura procuré l'avortement d'une femme enceinte, sera, dans le cas où elle y aurait consenti, puni de la rélégation pendant 5 ans au moins, et dix ans au plus.

La même peine sera prononcée contre la femme qui se sera procuré l'avortement à elle-même, ou qui aura consenti à faire usage des moyens qui ont donné lieu à l'avortement. Si la femme n'y a pas consenti, le coupable sera puni de la rélégation pendant 10 ans au moins.

Art. 502. Si les moyens employés dans le seul but de procurer l'avortement ont occasionné la mort de la femme, le coupable, soit que l'avortement ait eu lieu ou non, sera puni des travaux forcés pendant 15 ans au plus, dans le cas où la femme aurait consenti à faire usage des dits moyens; et cette peine pourra être portée jusqu'au maximum lorsqu'elle n'y aura pas consenti.

Art. 503. Dans le cas où l'avortement aurait eu pour but de cacher la naissance d'un enfant illégitime, les peines établies par les deux articles précédents pourront, à l'égard de la mère, être diminuées d'un ou de deux degrés.

Art. 504. Les médecins, chirurgiens, apothicaires,

sages-femmes et autres officiers de santé qui auront sciemment indiqué ou administré les moyens qui auront procuré l'avortement ou la mort, comme il a été dit aux articles précédents, seront punis des peines établies contre les auteurs principaux du crime, lesquelles pourront être augmentées d'un degré.

Art. 505. Si l'avortement qu'on a voulu procurer n'a pas lieu, le coupable sera puni de la peine de rélégation dont la durée pourra s'étendre à cinq ans.

ESPAGNE (1).

Art. 337. Celui qui, de propos délibéré, causerait un avortement sera puni :

1° de la peine de réclusion temporaire (12 à 20 ans), s'il a exercé des violences sur la personne de la femme enceinte.

2° de la peine de la prison majeure (7 à 12 ans), si alors même qu'il a agi sans violence, il a agi sans le consentement de la femme.

3° de la peine de la prison mineure (4 à 6 ans), si la femme a consenti.

Art. 338. Sera puni de la prison correctionnelle (7 mois à 3 ans) l'avortement produit par la violence, lorsqu'il n'y aura pas eu dessein de le causer.

Art. 339. La femme qui se procurerait son avortement à elle-même, ou consentirait à ce qu'une autre personne le lui procure, sera punie de la prison mineure.

(1) Le code Espagnol punit le délit manqué et la tentative dans tous les cas où il punit le délit consommé, mais avec une pénalité d'un degré inférieur.

Si elle l'a fait pour cacher son déshonneur, elle encourra la peine de la prison correctionnelle.

Art. 340. Le médecin qui, abusant de son art, procurerait un avortement ou y coopérerait, encourra les peines respectivement édictées par l'art. 337 en leur degré supérieur.

BAVIÈRE.

Art. 172. La femme qui accouchera d'un enfant non encore viable ou mort, après avoir employé, dans une pensée coupable, les procédés externes ou internes susceptibles de déterminer un accouchement prématuré ou de donner la mort au fœtus, sera punissable de quatre à huit années de maison de travail.

Art. 175. Sera passible de la même peine :

I. Celui qui commettra sur une femme enceinte, des actes semblables à ceux prévus par l'art. 172 ;

II. Celui qui commettra ces actes sans le consentement de la mère, alors même que les moyens abortifs n'auraient aucun résultat, et pour le fait seul de les avoir employés ;

III. Et si, de plus, la vie de la mère a été mise en péril, ou si une atteinte durable a été apportée à sa santé, la peine sera de seize à vingt ans de maison de force.

Si, enfin, la mort de la mère en est résultée, le coupable subira la peine capitale (1).

(1) Le Code d'Oldembourg, qui est semblable en matière d'avortement au Code de Bavière, ne prononce dans ce dernier cas que la peine des fers.

PRUSSE.

Art. 181. La femme enceinte qui, par des moyens externes ou internes, se fait avorter volontairement, ou détruit le fœtus dans son sein, sera punie de cinq ans de maison de force au plus. La même peine sera appliquée à celui qui, du consentement de la femme enceinte, administre ou fournit les moyens abortifs.

Art. 182. Sera puni de cinq ans à vingt ans de maison de force, celui qui, volontairement, fait avorter une femme enceinte ou détruit le fœtus, à l'insu ou sans le consentement de la femme.

Si la mort s'en est suivie, le coupable sera puni de la maison de force à vie.

DARMSTADT, SAXE, SAXE-WEIMAR, HESSE.

La peine est déterminée par les deux hypothèses suivantes :

A. La femme se fait avorter elle-même, ou consent à recevoir l'aide d'un tiers.

La peine est la même pour la femme et pour son complice ; elle varie de 6 mois à 6 ans, dans une maison de travail.

Le Code de Darmstadt fait une distinction entre la femme qui a conçu hors mariage et la femme mariée ; il aggrave la peine d'un tiers pour celle-ci.

Toutes ces législations élèvent la peine du complice à 12 et 15 ans de maison de force, s'il a l'habitude de coopérer à des faits d'avortement. Dans cette hypothèse le crime consommé est seul punissable.

B. Un tiers administre à une femme contre le gré ou à l'insu de celle-ci.

Ici la peine est déterminéesuivant les résultats, comme il suit :

a. Si la femme a perdu la vie :

La maison de force à temps, sans pouvoir descendre au-dessous de 8 années, ou à perpétuité.

b. Si la femme est atteinte d'une maladie ou aliénation mentale qui ne laisse pas d'espoir de guérison :

La maison de force ou les fers de 8 à 25 ans.

c. Si la femme a été en danger de perdre la vie, si elle est accouchée d'un enfant mort ou non viable, ou si l'enfant est mort après la naissance des suites de l'avortement :

La maison de force ou les fers de 2 à 15 ans.

d. Dans tous les autres cas, même quand les moyens abortifs n'ont produit aucun résultat fâcheux :

La maison de travail de 6 mois à 6 ans.

Le Code de Darmstadt prévoit seul le cas où l'auteur de l'avortement est un médecin ; celui-ci est frappé, indépendamment de la peine ordinaire, de l'interdiction à perpétuité d'exercer son art.

En comparant ces différentes législations dans leurs dispositions principales, nous trouvons :

1° que la tentative d'avortement est punie dans tous

les cas en Angleterre, en Autriche, dans les Deux-Siciles, en Italie et en Espagne ; qu'elle l'est seulement lorsque l'avortement a été tenté à l'insu de la mère : en Saxe, Saxe-Weimar, Hesse, Damstadt et Bavière ; qu'elle ne l'est jamais en Prusse.

2° Qu'elle est punie de la même peine que le délit consommé en Angleterre, et, dans le cas où elle est criminalisée, en Bavière ; d'une peine inférieure en Autriche, dans les Deux-Siciles, en Italie, en Espagne, et, dans le cas où elle est réprimée, en Hesse, Saxe-Weimar, Saxe et Darmstadt.

3° Qu'aucun texte n'exige d'une manière formelle et expresse la vitalité du fœtus comme condition essentielle du délit, et qu'en sens inverse, il résulte directement du code de Bavière, art. 172, que la répression du délit en est indépendante.

4° Qu'il y a aggravation de peine dans les cas suivants :

a. Pour les hommes de l'art, en Italie, en Espagne et en Darmstadt.

b. Pour les complices, lorsqu'ils ont l'habitude de coopérer à des actes d'avortement, en Saxe, Saxe-Weimar, Hesse et Darmstadt.

c. Pour les complices, lorsqu'ils pratiquent l'avortement à l'insu de la mère, dans les Deux-Siciles, en Espagne, en Italie, en Prusse, en Hesse, Saxe, Saxe-Weimar et Darmstadt.

d. Lorsqu'il en est résulté un danger pour la mère ou qu'elle en est morte, en Autriche, Italie, Bavière, Prusse, Saxe, Saxe-Weimar, Hesse et Darmstadt.

e. Lorsque c'est le père de l'enfant qui est complice, en Autriche.

f. Lorsque la femme coupable a conçu pendant le mariage, en Darmstadt.

5° Qu'il y a diminution de la peine vis-à-vis de la mère, lorsque l'avortement est pratiqué par elle pour cacher la naissance d'un enfant illégitime, en Italie et en Espagne.

CHAPITRE II.

DES ÉLÉMENTS DU DÉLIT.

Lorsqu'on envisage l'avortement, on est naturellement amené à se demander en quoi consiste ce délit, quels sont les faits psychiques et matériels qui le constituent, et dans quel cas il peut et doit être prévu et réprimé par le législateur. Nous n'essaierons pas de donner *ab initio* une définition de l'avortement en droit criminel ; nous croyons préférable d'analyser successivement chacun de ses éléments et d'arriver ainsi à une formule rationnelle.

Cependant il nous paraît bon, pour fixer nos idées, de nous demander ce qu'il faut entendre en fait par le mot *avortement*. La réponse est des plus simples : c'est l'expulsion prématurée d'un produit de conception. Cette définition générale, qui est universellement admise en médecine, embrasse tous les cas. Elle pourra et devra même être restreinte par le criminaliste, mais évidemment elle ne saurait être étendue ; car, sans produit de conception, pas de grossesse, et, dès lors, absence de tout *objectum* appréciable.

Cette réflexion presque naïve, tant elle est vraie, a cependant sa raison d'être ; car il s'est trouvé des législateurs pour réprimer par une pénalité sévère la tentative dirigée contre une grossesse imaginaire (1).

(1) *Droit anglais*, voy. ci-dessus, p. 32.

L'avortement, au point de vue criminel, résulte, comme tout fait incriminable de l'homme, du concours d'éléments psychiques, moraux, et matériels. Les premiers et les seconds consistent dans l'intention consciente de l'agent, les troisièmes dans les actes d'exécution et le corps du délit ou *objectum*.

§ I.

Il ne peut y avoir de difficulté sur ce qu'il faut entendre par l'intentionalité de l'agent. C'est évidemment le dessein arrêté d'arriver à la perpétration d'un acte déterminé. Or, dans l'espèce, ce dessein consiste à empêcher un être déjà conçu, d'arriver au terme de sa vie intra-utérine, et, comme conséquence, d'amener sa mort en le plaçant dans un milieu où il n'est pas apte à subir son évolution normale.

Toutes les fois que cette intention n'existe pas chez l'agent, il ne saurait être rendu responsable d'un avortement survenu par son fait d'une manière plus ou moins directe. Les actes qu'il aura commis pourront être très répréhensibles, très coupables même ; l'agent en sera certainement responsable en tant qu'on considère ces actes en eux-mêmes, et il devra évidemment subir la peine que la loi attache à chacun d'eux, mais ce serait vouloir renverser toutes les notions de liberté et de justice, sur lesquelles reposent nos théories pénales, que d'aller jusqu'à étendre sa responsabilité aux faits qu'il n'avait ni voulus, ni prévus.

Notre ancienne législation avait consacré ces principes en matière d'avortement. Farinaceus nous apprend que, si elle punissait de la mort l'auteur volontaire d'un avortement, elle frappait seulement d'une peine arbitraire celui qui avait fait avorter une femme en la frappant sans intention de produire ce résultat. A plus forte raison en était-il de même lorsque l'agent ignorait que la femme fût enceinte (1). Cette même distinction est reproduite par Jousse, qui la donne comme une règle certaine et incontestée (2).

Cependant la Cour de cassation a jugé par son arrêt du 8 octobre 1812 que l'auteur de coups volontairement portés à une femme, mais sans intention de la faire avorter, était passible de la peine prononcée par l'art. 317 du code pénal.

Bourguignon explique cet arrêt en disant que « les violences ayant occasionné l'avortement de cette femme, on jugea qu'il devait en être de ce cas comme de celui de l'homicide occasionné par des violences volontaires et sans intention de donner la mort (3). »

Ce système irrationnel et immoral qui suppose une volonté à la place d'une autre, pour infliger la peine la plus forte, n'a plus de fondement depuis que le nouvel article 309, § 2, est venu condamner la jurisprudence de la Cour suprême sur les coups volontaires, qui ont involontairement occasionné la mort, en frappant d'une peine inférieure à celle du meurtre l'auteur du délit en question.

La Cour de cassation elle-même a admis, par un arrêt remarquable du 3 septembre 1840, la nécessité de l'intention chez l'agent pour constituer le délit de meurtre.

(1) *Quæst.*, 122, nos 151, 153.
(2) *Traité des mat. crim.*, t. 4, p. 22.
(3) *Jurisprud. des C. crim.* t. 3, p. 290.

La même conséquence pouvant en être déduite, en matière d'avortement, je crois devoir rapporter le texte de cet arrêt :

« La Cour....., attendu qu'il résulte de l'arrêt attaqué et des faits retenus dans l'ordonnance de la Chambre du Conseil, confirmée par le dit arrêt, que la mort de la veuve Ollier aurait été occasionnée par des violences que la femme Mallevigne aurait *volontairement* exercées sur elle pour la faire avorter ; que si on ne peut voir là un crime de meurtre, puisqu'il n'est point établi que la femme Mallevigne eût, en exerçant ces violences, l'intention de donner la mort à la veuve Ollier, on ne peut pas davantage y voir le délit prévu par l'art. 319 ; qu'en effet, cet article ne peut recevoir d'application que lorsque l'homicide est la suite de l'une des fautes qu'il énumère, au nombre desquelles on ne trouve point la violence volontairement exercée sur la personne ; que ce cas est, au contraire, prévu par l'art. 309, § 2, d'où il suit que l'arrêt attaqué, en accusant la femme Mallevigne du délit prévu par l'art. 319, a fait une fausse application de cet article ;

» Attendu que la disposition attaquée, qui admet contre la femme Mallevigne l'accusation d'avoir procuré l'avortement de la veuve Ollier, est parfaitement régulière....., etc.....

» Par ces motifs, casse l'arrêt..... dans la disposition qui met la femme Mallevigne en accusation pour un homicide commis par imprudence sur la veuve Ollier, les autres dispositions dudit arrêt tenant. »

L'intentionalité de l'agent est donc aujourd'hui unanimement acceptée en doctrine aussi bien qu'en jurisprudence, comme constituant un des éléments nécessaires de tout délit, en général, et de l'avortement en particulier.

A cette question d'intentionalité on rapporte généralement l'avortement provoqué par le médecin pour le salut de la mère. C'est une question que nous renvoyons à un chapitre spécial de cette étude.

§ 2.

Les moyens de provoquer l'avortement sont nombreux. Les uns, le plus souvent infidèles et dangereux, sont ordinairement employés par le vulgaire ; les autres, peu redoutables, ne sont guère usités que par ceux qui possèdent certaines notions médicales.

Les uns, comme les autres, ne laissent souvent aucune trace, ou, quand il en existe, elles sont généralement aussi légères que fugitives. C'est dire toute la difficulté que présente au médecin légiste la constatation de faits criminels de cette nature.

Je n'ai pas ici à étudier ces moyens, à en signaler la valeur comparative et les dangers, pas plus que je ne crois devoir indiquer les signes propres à en faire reconnaître l'application. Ces questions, d'un grand intérêt pratique, ont été admirablement traitées par un savant maître, M. le professeur Tardieu (1). Je me bornerai

(1) *Etude médico-légale sur l'avortement*. Paris, 1863.

NOTA. Ces moyens consistent soit dans l'emploi de certaines substances ayant ou prétendues avoir une action spéciale sur l'utérus, et dites pour cela abortives, soit en procédés divers agissant sur l'économie tout entière et par contre-coup sur cet organe, soit en violences extérieures, soit enfin en procédés mécaniques portant sur l'utérus même.

Les substances dites abortives sont loin de l'être d'une façon aussi certaine qu'on le croit généralement. A part la rue, dont l'effet paraît bien établi, la sabine et l'ergot de seigle, dont l'effet n'est que vraisemblable, on ne saurait reconnaître de propriété réellement spéciale à aucune des innombrables substances qui ont joui et jouissent encore de la confiance populaire.

Les procédés divers, qui parfois ont pu provoquer l'avortement

simplement à mentionner l'innocuité à peu près absolue pour la mère des procédés médicaux qui s'adressent mécaniquement et directement à l'utérus, lorsqu'ils sont employés par les hommes de l'art et avec les précautions convenables. Sur vingt-six cas rapportés par M. Tardieu, aucune mère n'a succombé. Il en est bien autrement, lorsque l'avortement est pratiqué par tout autre moyen et sans les soins nécessaires. Sur quatre-vingt-seize cas de cette nature, dont la terminaison a été indiquée, quarante-six ont eu pour résultat une mort plus ou moins prompte.

§ 3.

La grande majorité, si ce n'est l'unanimité des criminalistes modernes, ne considèrent le délit d'avortement que comme un attentat à l'existence d'un être déterminé.

d'une manière indirecte, consistent principalement dans les émissions sanguines, les bains généraux ou locaux, les vomitifs, les purgatifs, l'action toxique de certains médicaments, etc., etc..... Rien, du reste, de plus incertain que le résultat de leur emploi.

Il en est de même des violences extérieures auxquelles se livrent souvent de malheureuses filles enceintes, telles, par exemple, que des marches forcées, des sauts, des chutes, une constriction opiniâtre de l'abdomen, etc...

Les vrais moyens sont ceux qui s'adressent mécaniquement et directement à l'utérus. On en connaît quatre principaux : la perforation des membranes (Macaulay et Meissner) ; l'introduction d'un corps étranger dans l'intérieur du col de l'utérus (Kluge) ; les douches utérines (Kiwisch) ; le décollement du segment inférieur de l'œuf (MM. Cohen-Tarnier).

Il existe encore un procédé chinois, indiqué par M. le Dr Hureau de Villeneuve, qui paraît sans danger sérieux pour la femme, et dont l'usage est passé à l'état de pratique vulgaire et avouée dans ce pays.

Si ce délit ne se confond pas avec l'homicide, c'est que, au lieu de porter, comme dans ce dernier cas, sur un être doué d'une existence parfaite et indépendante, il a pour objet un être d'un développement encore imparfait et d'une vitalité dépendante.

La conséquence rigoureuse de cette donnée, c'est que toutes les fois que les manœuvres de l'agent ne rencontreront pas un être, je ne dirai pas viable, mais doué de vitalité, il ne saurait y avoir crime. D'où la nécessité pour l'accusation de démontrer l'existence de cette vitalité ; car, ainsi que le dit Mittermaïer, « il est de règle que tous les » faits de la prévention doivent être complètement et » juridiquement établis (1). » Or, cette preuve, à de très rares exceptions près, ne pourra résulter que de l'examen médico-légal de l'embryon (2). Lorsque cet examen sera impossible, il ne pourra donc pas être établi que, au moment de la perpétration du crime, le produit de conception ne se trouvait pas avoir déjà subi un de ces vices mystérieux de genèse, un de ces arrêts de développement, une de ces maladies intra-utérines, qui peuvent amener depuis la production d'une môle informe jusqu'à la mort d'un fœtus normalement conformé.

Que l'on admette la culpabilité de la tentative, en supposant une espèce où l'intentionalité de l'agent et les actes d'exécution soient évidents, il faudra nécessairement

(1) *De la preuve en matière criminelle*, p. 170.

(2) Il ne saurait, en effet, y avoir d'autres preuves que tout autant que l'avortement étant pratiqué à une époque avancée de la grossesse, l'enfant aurait remué ou crié en venant au monde, suivant l'aveu des parties ou le dire des témoins ; ce qui sera extrêmement rare.

attendre, pour savoir si l'on a affaire à un criminel ou à un innocent, que le médecin légiste ait pu acquérir la certitude de la vitalité du produit de conception, certitude qui quelquefois ne pourra être obtenue qu'à la fin de la grossesse. Singulière position que celle d'un accusé qui attendra pendant de longs mois, qu'un hasard heureux ou fatal décide de son sort !

Ces conséquences de la doctrine sont passées dans la pratique en Prusse.

« Parmi un grand nombre d'avortements provoqués, » qui se sont présentés à moi, dit Casper, je n'ai jamais » vu un cas de condamnation, même lorsque les circons- » tances du crime étaient évidentes, comme dans le cas » que je rapporterai dans le second volume. Le père » était un médecin qui se servit, selon les règles de l'art, » de deux méthodes pour amener l'avortement. La raison » qui le fit acquitter fut que l'on ne pouvait pas affirmer » que le fruit eût été un *enfant* plutôt qu'une *môle* : cette » raison servira toujours d'argument aux défenseurs, » lorsque, ce qui arrive ordinairement, le médecin » légiste ne pourra pas voir l'enfant, car rien ne pourra » prouver que le fruit n'a pas été un œuf dégénéré ou un » autre produit pathologique (1). »

Rien, en effet, n'est plus facile que de faire disparaître un embryon ou de le mutiler de telle sorte que tout exa-

(1) *Traité de médecine légale*, t. 1, p. 171. — L'alternative que Casper indique au sujet de la nature du corps simulant la grossesse, ne saurait plus exister. Il est, en effet, démontré, aujourd'hui que tous les corps susceptibles de produire les phénomènes de la grossesse et de laisser les traces de l'accouchement, sans qu'il reste d'altération caractérisque chez la femme, sont des produits de conception plus ou moins dégénérés.

men soit impossible. Or, si cet examen était universellement admis comme condition indispensable pour permettre la répression, ainsi que cela a lieu en Prusse, jamais les auteurs du délit ne manqueraient de prendre une précaution aussi simple, ce qui conduirait nécessairement, en fait, à l'impunité la plus absolue de l'avortement.

Effrayées des conséquences de ce système, quelques personnes se retranchent derrière la souveraineté d'appréciation du jury qui puise sa conviction non-seulement dans des preuves, mais encore dans des présomptions d'un ordre quelconque. Il n'est donc pas nécessaire, disent-elles, qu'on fournisse au jury une preuve rigoureuse; la règle est la vitalité du fœtus, l'exception sa non-vitalité, d'où la possibilité pour le juge de supposer qu'il se trouve dans le cas de la règle, si rien ne vient faire croire à l'exception.

Cette objection ne me paraît que spécieuse; car, s'il est de règle qu'on reconnaisse au jury le droit de puiser sa conviction partout où il croit la trouver, on ne saurait lui concéder celui de supposer la réalité d'un fait en dehors de tout indice tiré du fait lui-même. Admettre la vitalité du fœtus, en dehors d'un examen médico-légal, c'est affirmer un fait entièrement inconnu, car aucune présomption tirée du fait ne permet d'en faire légitimement supposer la réalité. Quant à cette présomption générale basée sur ce que la vitalité du fœtus est la règle, alors que sa non-vitalité est l'exception, elle ne prouve absolument rien; car le doute renaîtra dans chaque cas particulier, aussi puissant et aussi fondé. Admettez que sur cent cas la non-vitalité du fœtus se produise une fois; sur cent accusés qui auront été condamnés en vertu de cette présomption générale, il devra être vraisemblablement admis qu'il y a un innocent. Evidemment ce mode d'administrer la justice ne saurait supporter l'examen. « La justice du jugement, dit Rossi, repose avant tout sur la certitude du fait imputé (1) ! »

Cependant, en France, rien n'est plus fréquent que cette manière de procéder, et je pourrais citer un grand nombre d'arrêts de condamnation de Cour d'assises qui ont été rendus en dehors de tout examen médico-légal du produit expulsé.

Je me bornerai à signaler : deux arrêts de la Cour d'assises de la Seine, en 1859 (2); deux arrêts de cette même Cour, un de la Cour d'assises de la Loire et un autre de celle de la Marne, en 1861 (3); un arrêt de la Cour d'assises du Lot et un autre de celle de la Seine en 1862 (4).

D'après les considérations que nous avons déjà développées, ces arrêts ne sauraient être justifiés en tant que répression d'un délit contre un individu déterminé. En nous plaçant au point de vue de la doctrine, nous ne saurions donc que réprouver de telles condamnations. Evidemment la conduite des tribunaux prussiens, qui ne répriment jamais l'avortement, est beaucoup plus logique.

Cependant une telle conséquence répugne singulièrement. Tous ceux qui ne sont pas pénétrés des théories pénales tiennent pour coupables ceux qui pratiquent l'acte même de l'avortement, quelles qu'en soient les consé-

(1) *Traité de droit pénal*, t. 2, p. 34.
(2) Journal *le Droit*. 1859, p. 125 et 833.
(3) — — 1861, p. 300, 519, 819, 888.
(4) — — 1862, p. 305, 710.

quences. Cette opinion du vulgaire, lorsqu'elle se manifeste par les arrêts du jury et l'assentiment des honnêtes gens, me paraît mériter quelque considération (1) ; et, pour ma part, j'oserai difficilement affirmer la justesse d'une théorie pénale, quelque bien fondée qu'elle me paraisse au premier abord, si, par ses conséquences, elle vient heurter trop violemment ce sens moral populaire, qui, en droit pénal, ne laisse pas que d'avoir une valeur réelle. Les lois criminelles ne sont pas destinées, en effet, à régir de pures abstractions, et c'est dans leur application pratique qu'il faut se placer pour les juger sainement. Or, tout le monde éprouve ce sentiment intime que la répression de l'avortement est nécessaire au maintien de l'ordre et de la moralité publique, et les partisans les plus convaincus du délit individuel me concéderont qu'il est difficile d'admettre que des intérêts aussi vrais et aussi considérables puissent et doivent être laissés sans défense. L'avortement constitue, en effet, un danger social, et c'est, à notre avis du moins, dans ce danger même, plus ou moins considérable dans chaque pays, suivant que l'avortement y est plus ou moins pratiqué, que se trouve la justification de la répression de cet acte, en dehors d'un examen impossible, et cependant nécessaire au point de vue individuel.

En vain opposerait-on l'exemple de la Prusse, un second passage de Casper viendra nous confirmer dans notre manière de voir :

« Ajoutons, en terminant, que nous sommes heureux
» de ne pouvoir pas dire de Berlin ce que M. Tardieu
» dit de Paris : le crime d'avortement y constitue une

(1) Voir, sur la nécessité de la popularité du châtiment, M. Molinier, *du droit de punir*, p. 15.

» industrie libre autant que coupable. C'est là une vérité » tellement reconnue, que l'on désigne publiquement des » maisons où les femmes sont assurées de trouver la » funeste complicité qu'elles réclament, et dont la noto- » riété est répandue jusqu'à l'étranger. »

En d'autres termes, en Prusse l'avortement est rare ; en France, il est fréquent. Là, sa non-répression ne constitue qu'un danger indirect et éloigné, qui n'intéresse que médiocrement la société, bien qu'elle préoccupe les honnêtes gens, Casper entr'autres ; ici son impunité serait désastreuse, et il n'est pas permis de faire abstraction du danger social qui en résulterait bientôt.

Dans la matière qui nous occupe, la source initiale du délit existe, au point de vue individuel, comme au point de vue social, dans la notion d'un être futur. Mais tandis que, au point de vue individuel, le délit reste limité, d'une manière directe et nécessaire, à l'être lui-même, au point de vue social, il peut embrasser tels ou tels actes qui, sans constituer par eux-mêmes l'attentat contre l'individu, peuvent en amener ou en faciliter l'accomplissement. Ce qui, du reste, n'était qu'une apparence de danger, devient un danger réel, si la société est impuissante à réprimer l'attentat consommé, et dès lors elle puise dans le fait même de son existence, le droit légitime de se défendre en interdisant un acte, le plus souvent préparatoire, qui seul sera matériellement appréciable.

Dans l'espèce, cet acte défendu est l'acte même de l'avortement, c'est-à-dire l'expulsion volontaire et prématurée d'un produit de conception, et c'est la transgression de cette défense qui constitue le délit social.

La démonstration de cette proposition m'oblige à remonter aux conditions d'existence du délit en général, et du délit social en particulier. J'examinerai ensuite si l'acte de l'avortement peut se ranger dans cette dernière classe, et si quelque chose, dans la législation et la jurisprudence, vient s'opposer à cette manière de voir.

Nous savons que la source de tout délit, l'élément essentiel qui le constitue, se trouve dans la violation d'un devoir; devoir pris dans l'exception la plus générale que nous puissions embrasser, envers Dieu comme envers nous-même et envers notre prochain. Cette violation du devoir, ainsi entendue, est le délit moral, partie constitutive de tout autre ordre de délit.

La loi humaine ne saurait réprimer tous les délits moraux. Par sa nature même elle ne peut agir que sur ceux qui se manifestent d'une manière matériellement saisissable, et, parmi ceux-là même, sur ceux qui consistent dans la violation d'un devoir imposé pour la conservation de l'ordre social.

Nous devons remarquer que le délit moral existe par le seul fait de la violation de la loi morale, indépendamment de toute conséquence matérielle. Ainsi, des manœuvres pratiquées sur une femme grosse dans le but de la faire avorter, seront coupables en elles-mêmes, lors même qu'il serait plus tard démontré que le produit de conception n'avait déjà plus de vitalité à l'époque de l'attentat; car un fait postérieur ne saurait rétroagir sur la valeur morale d'un fait antérieur.

Je n'ai pas à insister sur la nécessité d'une perception sensible du délit moral pour qu'il cesse d'être exclusivement de cette nature. Il est évident que nous sommes sans moyens d'investigation sur les actes purement psychiques.

La dernière condition, la violation d'un devoir imposé pour la conservation de l'ordre social, comprend la violation d'un devoir au préjudice de la société aussi bien que celle d'un devoir au préjudice des individus.

Je ne puis mieux faire que d'en emprunter la démonstration à Rossi :

« Ce n'est, dit-il, que par l'analyse de la notion » complexe de l'ordre social que toute équivoque peut » disparaître. On reconnaît alors deux espèces bien distinctes de devoirs exigibles, de droits positifs : les droits » des individus et ceux de la société, en tant qu'être » moral, dont le pouvoir politique doit représenter la » raison, protéger les intérêts, accomplir les devoirs. »

« Un homme outrage publiquement, d'une manière » grave, les lois de la chasteté et de la pudeur, sans » cependant exercer sur personne ni séduction ni violence. Est-ce à dire que la loi ne pourra pas avec justice regarder cet acte comme un délit? Poussons la » supposition plus loin : parmi les spectateurs d'un fait » illicite, pas un n'a été blessé dans ses sentiments » moraux ; une grande partie de la nation applaudit à » ces excès, l'autre partie demeure dans une parfaite » indifférence. La justice sociale est-elle absolument » sans droit? L'acte est immoral en soi, il est de nature » à ce que la justice humaine puisse l'apprécier et le » punir avec équité ; il ne reste qu'une condition à vérifier : l'action pénale est-elle utile? Supposons qu'elle » le soit. Une nation sans mœurs publiques n'a plus de » vie politique ni morale. L'ordre y est profondément

» vicié. L'action de la justice ne suffira pas, il est vrai, » pour rétablir la morale publique, mais elle empêchera » peut-être que le mal n'augmente; elle fera du moins, » respecter les lois de la décence; elle prouvera que le » pouvoir social n'est pas complice de la dépravation » générale. »

« Que peut-on objecter? que le coupable n'a blessé » les droits de personne, ni ceux d'un individu assigna- » ble, ni ceux d'un individu quelconque? »

« Il a commis un acte qui tend à vicier plus profon- » dément l'ordre social qu'il avait le devoir de respecter » et que le pouvoir a le droit de protéger. »

« Si l'on cherche le droit lésé, on le trouve dans les » droits du corps politique. »

. . . .

« En punissant l'auteur d'un outrage public à la » pudeur, d'un acte nuisible au développement social » de l'homme, où est l'injustice? où est le mal? Ce n'est » pas pour une abstraction que l'on punit; ce n'est pas » sous un vain prétexte; c'est pour l'utilité générale de » tous les membres de la société, qu'ils s'en doutent ou » non; et c'est un acte immoral, un délit en soi qu'on » punit. »

L'article 339 du Code pénal nous offre un autre exemple frappant de délit social. « Quiconque aura attenté » aux mœurs en excitant, favorisant ou facilitant *habi-* » *tuellement* la débauche ou la corruption de la jeu- » nesse, etc.... »

Ce n'est pas seulement le fait isolé vis-à-vis de tel ou tel mineur qui est incriminé et puni, c'est l'habitude de cet acte, c'est-à-dire lorsque sa répétition, sa généralisation, si je puis m'exprimer ainsi, constitue un danger pour la société en exerçant une influence fâcheuse sur les mœurs.

L'article 318 qui défend et punit la vente de boissons falsifiées, la loi du 19-25 juillet 1845 sur la vente des substances vénéneuses, sont encore des exemples manifestes de délits sociaux ; car ces délits existent indépendamment de toute lésion individuelle.

Cependant, bien que tous ces délits soient des délits sociaux, ils n'en ont pas moins leur source initiale dans la notion plus ou moins éloignée d'un danger pour l'individu. Dans les deux premiers exemples, le délit individuel consisterait dans une certaine atteinte à la liberté morale, atteinte qui échappe à notre appréciation dans chaque cas particulier, ce qui a conduit à défendre les faits de nature à la produire : l'outrage public à la pudeur et l'excitation à la débauche (1). Dans les deux autres exemples, le délit individuel consisterait dans le fait de nuire à un individu en lui faisant prendre une substance toxique. Comme il y a là un danger considérable qu'il importe de prévenir, la société a interdit certaines circonstances de nature à le produire, telles que la falsification et la vente des poisons en dehors des conditions légales.

Il faut, du reste, remarquer que la notion du délit social pur, dégagé de toute lésion individuelle, exige une certaine puissance d'abstraction qui manque à la

(1) Il est vrai que, dans ce dernier cas, la loi s'écarte encore plus de la lésion individuelle en ne réprimant que l'habitude du délit ; mais le point de départ n'en subsiste pas moins.

plupart des hommes. Aussi, les délits fiscaux, par exemple, type de délits sociaux purs, n'emportent avec eux qu'une idée de criminalité singulièrement atténuée, tandis qu'il est loin d'en être de même pour tous les délits sociaux analogues à ceux que je viens de citer, et qui ont pour source plus ou moins éloignée la possibilité d'une lésion individuelle.

L'acte de l'avortement en lui-même doit être rangé parmi ces derniers. Sous un certain point de vue, en effet, il se rapproche, mais avec des caractères de gravité bien plus grands, de l'outrage à la pudeur et de l'excitation à la débauche. Comme eux, c'est un dissolvant moral, et, sans conteste, le plus puissant; car il a pour but de supprimer le principal et souvent l'unique frein moral, la possibilité de créer un être, dont l'existence sera un opprobre en même temps qu'une source de devoirs rigoureux pour ses auteurs et surtout pour la femme qui l'aura conçu!

D'ailleurs, si l'outrage public à la pudeur peut produire une certaine lésion de la liberté morale chez les témoins de l'acte, si la falsification d'une boisson peut faire craindre certain danger pour ceux qui en prendront, l'avortement doit faire redouter une lésion individuelle bien autrement sérieuse et immédiate, l'attentat à l'existence d'un être (1).

(1) Je crois n'avoir pas besoin de démontrer que, bien qu'il s'agisse d'un être en quelque sorte futur, la société n'en a pas moins le devoir de le protéger, non seulement parce qu'en lui-même il possède le droit d'achever son évolution normale et d'arriver à une vie propre, mais encore parce que, une fois doué de cette vie indépendante, il devra concourir, à son tour, à l'existence de la société elle-même.

L'avortement, abstraction faite de la vitalité du produit de conception expulsé, constitue donc un délit social de même nature que les délits dont j'ai parlé ci-dessus.

La répression de ce délit sera sans grand intérêt, si le délit individuel est généralement puni ; car le délit social se trouvera en même temps le plus souvent atteint. Si, au contraire, le délit individuel échappe à la répression, et que le fait d'avortement vienne à se multiplier, la répression du délit social acquerra une importance considérable. A notre avis, cette situation est celle qui tend à se produire en France. Les enseignements de l'histoire doivent, du reste, tenir notre attention éveillée au sujet de ce délit, car ils nous montrent comme trait de mœurs caractéristique dans toute société en décadence, la pratique vulgaire et impunie de l'avortement (1).

Certes, je suis loin de prétendre que nous en soyons arrivés là, et les arrêts de nos cours d'assises le prouvent suffisamment (2). On ne saurait toutefois s'endormir

(1) Je ne reviendrai pas sur ce que j'ai dit dans mon premier chapitre touchant l'avortement à Rome, surtout sous les Empereurs. De là l'usage s'en était répandu dans toute l'Italie.

La Grèce en avait jadis donné l'exemple en Orient, et l'islamisme s'est empressé d'accepter un usage qui s'associait si bien avec ses mœurs. De nos jours, l'avortement se pratique au grand soleil dans tous les pays mahométans. Quant à la Chine, il n'est guère besoin d'en faire mention, car tout le monde sait que c'est la terre classique de l'infanticide et de l'avortement.

(2) Dans une seule session, en septembre 1856, rapporte M. Tardieu, la Cour d'assises de la Drôme statuait sur une affaire, dans laquelle 32 accusés comparaissaient comme auteurs ou complices de nombreux avortements commis dans quelques communes limitrophes de ce département.

En 1863, la Cour d'assises de l'Isère condamnait aux travaux forcés, une sage-femme reconnue coupable de plusieurs avorte-

dans une fausse sécurité; car une jurisprudence incertaine, jointe à une répression boiteuse, est loin de présenter une garantie suffisante à la défense des intérêts moraux de la société.

Cependant nous ne trouvons aucune trace de cette distinction dans le texte de l'article 317 C. P., et nous devons nous demander ce que la loi pénale avait eu en vue en réprimant l'avortement.

A notre avis, la loi a entendu réprimer aussi bien l'acte même de l'avortement que l'attentat à la vie d'un être futur, en d'autres termes, le délit social comme le délit individuel.

Dans notre ancienne législation, ainsi que nous le dit Jousse, « la peine était la même, que la femme ou la fille eût détruit le fruit animé dont elle était enceinte, soit qu'il fût vivant ou non. »

Or, si l'on considère que ce n'est que depuis un petit nombre d'années que les lois d'embryogénie sont suffisamment connues pour permettre un examen sérieux de l'embryon au point de vue de sa vitalité, on admettra difficilement que le législateur de 1810 ait entendu restreindre la répression aux cas très-rares où cette vitalité pourrait être établie. S'il l'eût fait, il eût dérogé formellement à la jurisprudence antérieure, et il semble que cette circonstance eût dû l'engager à indiquer une distinction dont on n'aperçoit aucune trace.

ments. Dans l'instruction, il avait été établi que, depuis trois ans à peine qu'elle était établie dans une bourgade de ce département, il y avait eu chez elle trente et un enfants mort-nés ou décédés peu après leur naissance, sans compter les fausses couches et les avortements ou les accouchements avant terme qui n'avaient pas été déclarés.

Dans l'article nous ne trouvons, en effet, que deux termes pour caractériser le délit : « *avortement et enceinte.* » Ces termes étaient les mêmes dans le Code pénal de 1791.

L'adjectif *enceinte* est synonyme de *grosse*, dans l'acception de la loi pénale. Or, le substantif *grossesse* n'a jamais signifié autre chose que la présence d'un ou de plusieurs germes dans l'utérus de la femme (1). Vouloir y ajouter l'idée de vitalité du germe, c'est exagérer arbitrairement le sens de ce terme.

La médecine légale en fournit une preuve manifeste. Lorsqu'on demande à l'homme de l'art de constater une grossesse antérieure, l'examen de la femme ne lui permet de reconnaître que l'expulsion d'un produit de conception, et cependant son affirmation concernant cette grossesse est tenue pour certaine, sans que jamais jurisconsulte, magistrat ou expert, ait songé à y voir la preuve de la vitalité de ce germe.

Si le mot de *grossesse* n'implique pas nécessairement l'idée de germe vivant, celui d'*avortement* n'indique pas davantage qu'il s'agisse de l'expulsion prématurée d'un fœtus doué de vitalité. Lorsqu'un état de gestation vient à cesser, pour une cause ou une autre, on dit qu'il y a avortement, et aucune autre idée ne vient s'ajouter à celle du fait même de l'expulsion du germe.

Je sais bien que l'on peut se prévaloir de la place de cet article qui se trouve classé sous la rubrique du titre II, des crimes et délits contre les particuliers, mais cet argument est, à mon avis, sans valeur. Ainsi l'ou-

(1) Nysten, *Dict. de médecine*, p. 150.

trage public à la pudeur, la falsification des boissons sont également placés sous ce même titre, malgré leur qualité de délits sociaux.

D'ailleurs, la répression de l'avortement au point de vue social, se lie si intimement à la notion de protection due à un être futur, que rien n'est plus naturel que les législateurs de 1810, qui étaient avant tout des hommes pratiques, l'aient classé plutôt sous ce titre que sous l'autre, à savoir : « Les crimes et attentats contre la chose publique, » ce qui est loin d'être synonyme de délit social. Ce mode de procéder était d'ailleurs le seul rationnel, dès l'instant que l'article incriminait à la fois, et le délit social et le délit individuel.

Un arrêt de la Cour de Cassation, du 6 janvier 1859, nous confirme dans notre interprétation de l'article 317, en déclarant que, en matière de tentative d'avortement, la qualification manque d'un élément essentiel, si le fait de grossesse n'y est pas formellement énoncé.

Or, si la vitalité du germe était indispensable pour qu'il pût y avoir délit, la Cour suprême aurait dû demander qu'il fût établi, non pas seulement qu'il y avait eu grossesse, mais encore vitalité de l'embryon à l'époque où les tentatives avaient été commises.

Pour nous résumer, nous dirons que l'extrême innocuité de l'avortement, pratiqué par les nouveaux procédés médicaux, l'impossibilité à peu près absolue de sa répression à cause de la difficulté de la preuve, telle que le principe admis par la doctrine la nécessite rigoureusement, et sa fréquence qui va sans cesse en augmentant, surtout dans les grandes villes, forment un concours de circonstances qui, à nos yeux, constitue un véritable danger pour la moralité publique.

Ce danger, d'autant plus sérieux, il nous semble, qu'il est moins apparent, nous a inspiré la pensée de rechercher si le principe de la doctrine était aussi absolu qu'il le paraissait au premier abord, et s'il excluait rigoureusement toute répression en dehors de l'attentat contre un être déterminé. Nous avons été ainsi amené à reconnaître dans l'avortement à côté du délit individuel un délit social consistant dans le fait de l'infraction à cette loi morale qui défend tout attentat à l'état de grossesse chez la femme, en d'autres termes, dans l'acte même de l'avortement, indépendamment de l'état de vitalité du produit expulsé. Ce délit moral, qui réunit toutes les conditions nécessaires pour être punissable par la loi humaine, nous a paru réprimé, aussi bien que le délit individuel par l'article 317 du Code pénal. Il faut, du reste, remarquer que, si la loi n'édicte qu'une même peine pour deux délits, de gravité évidemment différente, cette disposition se représente souvent dans le Code, et de la manière la plus frappante dans cet article lui-même, lorsqu'il punit également l'avortement pratiqué avec le consentement ou contre le gré de la mère. Ce sera donc là, comme en beaucoup d'autres cas, aux circonstances atténuantes à produire, en fait, ce que le législateur eût dû établir en droit.

CHAPITRE III.

DE LA TENTATIVE.

« La pensée est libre, a dit Rossi ; elle peut être criminelle, elle ne saurait être enchaînée. » Ce n'est donc que tout autant qu'elle se manifeste par des actes extérieurs qu'elle devient susceptible d'être punie par les lois humaines (1). Ces actes extérieurs, lorsqu'ils ont pour but la perpétration d'un délit, sont des actes préparatoires ou des actes d'exécution.

Les actes préparatoires ont pour objet de faciliter le crime ; ils le précèdent, mais ne le commencent pas.

Les actes d'exécution font partie de l'ensemble des actes nécessaires à l'accomplissement même du crime. Chacun d'eux, se rapportant directement à sa perpétration, révèle suffisamment la pensée criminelle de l'agent pour devenir punissable ; c'est ce qui constitue la tentative.

Les actes préparatoires, n'indiquant pas suffisamment l'intention criminelle, ne sont généralement pas punissables, à moins qu'ils ne constituent en eux-mêmes un délit *sui generis*, qui sera réprimé à ce titre.

Les actes d'exécution constituant une série d'actes qui tendent de plus en plus à la perpétration du délit, il semble qu'on doive tenir compte, dans leur répression,

(1) M. Blanche. *Etude sur le C. pénal;* V. 1, p. 8.

de cette circonstance que l'agent eût pu s'arrêter volontairement à l'un d'entre eux, sans arriver au dernier terme. Le législateur ne devrait donc pas réprimer par une peine égale la tentative et le crime consommé.

Il se peut encore que l'agent ait accompli toute la série des actes d'exécution, mais que le crime n'ait pas été consommé par une circonstance indépendante de sa volonté, en termes consacrés, qu'il y ait délit manqué. Dans ce cas encore, bien que la criminalité morale de cet agent soit identique avec celle de l'agent qui a consommé le crime; cependant avec Beccaria, Romagnosi, Rossi, etc. nous ne croyons pas qu'il y ait lieu d'appliquer la même peine à ces deux agents (1). La nature humaine n'est pas telle que nous puissions ne pas avoir égard au résultat du fait criminel, et quand ce résultat n'a pas été celui que son auteur attendait, le sentiment de sa culpabilité en est atténué en nous. Si le hasard a servi la victime, il nous semble qu'il doive apporter également quelque adoucissement au sort de l'agent. Cette doctrine, acceptée aujourd'hui par les principaux criminalistes, a été reproduite dans les législations pénales de l'Europe les plus récentes, notamment dans celles des Deux-Siciles, de l'Espagne, de l'Italie, etc.

Le Code pénal de 1810 n'a fait aucune de ces distinctions, et, par son article 2, il punit la tentative et le délit manqué de la même peine que le crime consommé.

Nous avons à examiner si cette disposition générale s'applique à l'article 317 C. P. dont voici le texte :

« *Quiconque par aliments, breuvages, médicaments,*

(1) *R. C. de législation*, t. 25, p. 452.

violences, ou par tout autre moyen, aura procuré l'avortement d'une femme enceinte, soit qu'elle y ait consenti ou non, sera puni de la réclusion. — La même peine sera prononcée contre la femme qui se sera procuré l'avortement à elle-même, ou qui aura consenti à faire usage des moyens à elle indiqués ou administrés à cet effet, si l'avortement s'en est suivi. — Les médecins, chirurgiens et autres officiers de santé, ainsi que les pharmaciens qui auront indiqué ou administré ces moyens, seront condamnés à la peine des travaux forcés à temps, dans le cas où l'avortement aurait eu lieu. »

La Cour de Cassation, par son arrêt du 16 octobre 1817, a décidé l'affirmative.

Les motifs de cet arrêt ayant été invariablement reproduits depuis lors par la Cour suprême et notamment dans ses arrêts du 17 mars 1827 (1); 15 avril 1830 (2); 29 janvier 1852 (3), 20 janvier 1853 (4), 24 juin (5) et 7 octobre 1858 (6), nous croyons utile d'en rapporter le texte.

« Attendu que la disposition de l'art. 2 du Code pénal, conçu en termes généraux, ne peut être restreinte que dans le cas et pour les crimes à l'égard desquels la loi a exclu son application, soit en termes formels, soit par des dispositions inconciliables avec cette application; qu'il n'y a point dans le Code de disposition qui porte expressément que la tentative du crime d'avortement ne sera point considérée et punie comme si le crime avait été consommé; que, relativement aux dispositions de ce Code qui pouvaient affranchir

(1) *Bulletin des arrêts de la Cour de Cassation*, 1827, n° 60.
(2) . . . . . *Idem*. . . . . 1830, n° 105.
(3) . . . . . *Idem*. . . . . 1852, n° 43.
(4) . . . . . *Idem*. . . . . 1853, n° 32.
(5) . . . . . *Idem*. . . . . 1858, n° 117.
(6) . . . . . *Idem*. . . . . 1858, n° 258.

la tentative de ce crime des dispositions de l'art. 2, parce qu'elles seraient inconciliables avec cette application, l'art. 317 qui a prévu et puni le crime d'avortement, doit être entendu et exécuté dans le sens qui résulte clairement de son texte ; que cet article se compose de trois dispositions distinctes et indépendantes les unes des autres ; que la première punit de la réclusion quiconque aura procuré par quelque moyen que ce soit l'avortement d'une femme enceinte, qu'elle y ait consenti ou non ; que, dans cette disposition, aucune expression n'exclut implicitement l'application de l'art. 2 ; que la deuxième est relative à la femme qui se procure à elle-même l'avortement ou qui consent à faire usage des moyens à elle indiqués ou administrés à cet effet ; qu'à son égard, pour qu'il y ait lieu à l'application de la peine de la réclusion, il faut que l'avortement ait été effectué ; que cette disposition laxative modifie évidemment la loi générale en faveur de la femme enceinte qui tente de commettre sur elle-même le crime d'avortement, et lui rend inapplicable l'art. 2 ; que le législateur a eu des motifs graves pour traiter avec indulgence les personnes du sexe enceintes, lorsque le crime n'a pas été consommé ; que la troisième disposition a pour objet les pharmaciens et les officiers de santé qui font usage de leur art pour procurer des avortements ; que, si les moyens par eux indiqués ou employés ont été sans effet, la loi n'aggrave pas pour eux la peine, ils restent dans la classe commune de ceux qui tentent de procurer des avortements, et comme eux ils ne sont punis que de la réclusion, d'après la première disposition de l'article 317 combiné avec l'article 2 du Code pénal ; que si, au contraire, par l'effet des moyens par eux indiqués ou administrés, l'avortement a été opéré, le législateur déploie contre eux une plus grande sévérité et les punit de la peine plus rigoureuse des travaux forcés à temps. »

Cet arrêt a suscité la critique de presque tous les criminalistes, notamment de MM. Legraverend (1), Carnot (2), Bourguignon (3), Achile Morin (4), Rautier (5),

(1) *Législ. crim.*, t. I, p. 121.
(2) *Comm. du Code pénal*, t. II, p. 63.
(3) *Jurisp. des Codes crim.*, t. III, p. 292.
(4) *Dict. de dr. cr.*, p. 105.
(5) *Traité du dr. crim. franç.*, t. II, p. 39.

Chauveau, Faustin Hélie (1), et de leur côté s'est rangée la Cour de Cassation belge dont l'arrêt du 21 décembre 1847 est très-remarquable (2).

Cette opinion a pour elle des arguments très-sérieux. Nous allons en passer les principaux en revue.

a). Le mot *procurer* en lui-même, dit-on, signifie évidemment que l'acte a été consommé, ce qui exclut l'idée d'une tentative, et rend cette disposition inconciliable, d'une manière implicite, avec le principe général déposé dans l'article 2.

A notre avis, cet argument est loin d'être décisif, car nous ne saisissons pas nettement pourquoi on ne pourrait tenter de procurer une chose. Or, combiner l'article 2 avec l'article 317, c'est simplement substituer l'idée de tenter de procurer à celle de procurer, et l'article n'en reste pas moins intelligible.

Il faut de plus remarquer que dans le Code de 1791, où la tentative n'était pas punie, le même mot de procurer se trouvait employé dans l'article concernant l'avortement. Or, cet article ayant été maintenu dans la rédaction de 1810, on ne saurait y trouver l'indice qu'il ait été soustrait à l'application du nouveau principe, diamétralement opposé à l'union, celui de la répression de la tentative.

b). Dans le paragraphe 2, dit-on, la fin de la phrase, *si l'avortement s'en est suivi*, ne peut se rapporter qu'à la seconde partie (*la femme*), *qui a consenti à faire usage des moyens à elle indiqués ou administrés à cet effet ;* car

(1) *Théorie du Code pénal*, t. V, p. 432.
(2) *D. R.*, *année* 1848, 2e partie, p. 22

il serait absurde de le faire rapporter à la première partie ; *la femme qui s'est procuré à elle-même l'avortement*, le terme procurer, ne permettant pas de supposer que le fait ne s'est pas accompli. De telle sorte que, vis-à-vis de la femme, la tentative serait punissable dans le premier cas et ne le serait pas dans le second, ce qui est évidemment absurde. Tout le monde, en effet, et la Cour de Cassation elle-même, reconnait que la tentative n'est jamais punissable à l'égard de la femme.

Bien que cet argument ait plus de portée que le précédent, il ne nous paraît pas concluant. Dire, en effet, que la proposition restrictive qui termine la phrase ne peut s'appliquer qu'au second membre, parce que le terme *procurer* le rend inapplicable au premier, c'est simplement, il nous semble, émettre une affirmation. En effet, si l'on applique le principe de l'art. 2 d'une manière générale, il faudra bien substituer implicitement dans tous les articles, aux termes qui indiquent un fait accompli, un terme qui n'en implique que la tentative. Or, si à l'idée de l'avortement procuré, vous substituez celle d'avortement qu'on a tenté de procurer, l'effet restrictif du *si l'avortement s'en est suivi*, s'appliquera aussi bien au premier membre de phrase qu'au second.

c) Un autre argument est tiré du § 3 qui punit les médecins des travaux forcés à temps, mais seulement lorsque l'*avortement a eu lieu*. Les hommes de l'art, étant l'objet d'une disposition spéciale, ne paraissent pas compris dans le *quiconque* du § 1, de façon que plus coupables que tout autre aux yeux de la loi, en ce qui concerne le crime accompli, ils échappent à toute répression de la tentative, tandis que le vulgaire, moins coupable qu'eux pour le crime accompli, se voit cependant puni pour la tentative.

Cette conséquence étant inadmissible, de bons esprits, et MM. Merlin et Treillard, les premiers, dans la discussion de l'article au Conseil d'Etat, ont dit que le médecin était compris dans le *quiconque* du § 1, et que le § 3 n'établissait qu'une simple aggravation de peine à leur égard dans un cas particulier.

En acceptant cette explication, nous n'en arrivons pas moins à cette conséquence singulière, que la tentative ne serait pas punie de la même peine que le crime consommé. Or, ce fait, contraire au principe général de l'art. 2, sans autre exemple dans toute notre législation pénale, ne saurait être admis implicitement, par pure hypothèse et sans un texte formel. De telle sorte que nous nous trouvons dans la nécessité de reconnaître, ou que le terme *procurer* exclut toute idée de tentative, ce qui constituera une exception implicite au principe général de l'art. 2, ou d'admettre une exception également implicite à un autre principe également général, celui de l'égalité de la répression dans le cas de la tentative comme dans celui du délit consommé.

Pour notre part, nous avouerons humblement que la première de ces opinions, pas plus que la seconde, ne nous satisfait. Malheureusement la discussion de notre article au Conseil d'Etat et au Corps Législatif nous éclaire peu sur le véritable sens de la loi.

Au Conseil d'Etat, les uns trouvaient dans l'article la répression de la tentative d'avortement, et les autres ne l'y voyaient pas. Aussi M. Corvetto et M. le comte Berlier proposèrent-ils un amendement pour que la non-répression de la tentative de ce délit fût étendue formellement de la femme à toutes autres personnes.

Ce qu'il y a de singulier, c'est que le procès-verbal de la séance indique seulement que l'article fut adopté tel quel ; ce qui fait voir que l'amendement fut écarté, mais non par quels motifs il le fut.

La commission du Corps Législatif ne vit pas dans 'article l'indication d'une répression de la tentative, et proposa d'y ajouter, pour combler ce qui lui semblait une lacune, une disposition qui punissait la tentative de six mois à deux ans de prison.

Le Conseil d'Etat rejeta cet amendement, mais sans qu'on en ait fait connaître davantage la raison.

Toutefois, nous remarquerons que si M Faure, dans son exposé de motifs au Corps Législatif, ne dit rien de la tentative, M. Monseignat, dans son rapport, déclare formellement que l'art. 317 ne la prévoit et ne la réprime pas. Mais doit-on voir là autre chose que l'opinion personnelle d'un député, ou, au plus, que celle de la commission qui avait été chargée de l'examen du projet de Code, et dont il était l'organe ?

Quoi qu'il en soit, par cela seul que l'art. 317 donne lieu à des doutes sérieux au sujet de la légalité de la répression de la tentative d'avortement, nous pensons qu'il est conforme à l'esprit du droit pénal d'accepter l'interprétation la moins rigoureuse. Nous dirons donc que, dans l'état actuel de la législation, la tentative d'avortement ne nous paraît par incriminable en France

Nous serons cependant loin de trop critiquer la jurisprudence de la Cour de Cassation ; car, si la solution contraire peut s'appuyer, jusqu'à un certain point, sur des arguments de texte, celle de la cour régulatrice a pour elle le sentiment moral et l'utilité sociale.

Personne, en effet, ne contestera la criminalité de la tentative d'avortement en elle-même, et si l'on n'est pas unanime pour en admettre la répression dans la loi pénale, c'est par cette seule considération que cette répression parait nécessiter des recherches d'un effet plus fâcheux pour la société que la non répression du délit lui-même.

Cette opinion, soutenue par M. Monseignat dans son rapport au Corps Législatif, a été reproduite depuis lors par la plupart des criminalistes; mais ne serait-elle pas plus spécieuse que solide?

J'admets, en effet, que la constatation de la grossesse, nécessitée par toute accusation de tentative d'avortement, puisse entrainer pour la femme, même innocente, des conséquences fâcheuses. Mais n'en est-il pas de même dans toutes les accusations d'avortement, d'infanticide, et dans certains attentats à la pudeur, tous prévus cependant et réprimés par la loi ?

On objecte, il est vrai, que, dans ces différents cas, il y a presque toujours lieu de prouver l'existence d'une grossesse antérieure, ordinairement indiquée par des signes positifs, tandis que souvent la grossesse, pendant son cours, est incertaine et difficile à constater. D'ailleurs, les moyens abortifs ne laissent que des traces essentiellement fugitives, lorsqu'ils en laissent, d'où il suit qu'on ne pourrait parvenir que très-exceptionnellement à faire la preuve de la tentative.

Ces propositions ne me paraissent pas avoir la portée qu'on leur attribue généralement. D'abord, bien que dans une accusation d'avortement consommé, d'infanticide, etc., il s'agisse d'une grossesse passée, cette grossesse peut très-bien n'avoir pas existé, ou, si elle a existé, elle a pu se terminer d'une manière non criminelle. Or, dans ces deux cas, l'inconvénient pour la femme innocente est identiquement le même que s'il s'agit d'une tentative d'avortement.

En second lieu, l'état de gestation présente le plus souvent des signes suffisants au médecin légiste, pour pouvoir être affirmé, et si les signes positifs peuvent donner lieu à doute, surtout dans les premiers mois, les signes négatifs ne font jamais défaut, et l'on pourra toujours affirmer le fait de la non-existence d'une grossesse.

Enfin, il n'est pas toujours impossible de reconnaître que les moyens abortifs ont été employés, et, du reste, il est des cas nombreux où l'aveu des parties ainsi que les dépositions des témoins suppléeront à la constatation matérielle.

Je ne contesterai pas que cette matière, plus que toute autre, exige une extrême prudence de la part du ministère public; mais nous croyons qu'il y aurait un danger considérable à établir en droit la non-répressibilité de la tentative d'avortement.

Ce serait, en effet, donner de singulières facilités à la perpétration d'un délit qui déjà si souvent échappe à la répression. Car, la crainte de tomber sous le coup d'une condamnation criminelle arrête bien des gens, et plus le danger sera diminué, plus cette appréhension salutaire sera amoindrie. D'ailleurs, lorsqu'il s'agit de ces gens, opprobre de la société, qui font de la pratique de l'avortement une véritable industrie, il arrive parfois que les preuves positives du délit consommé font défaut, alors que le fait d'une tentative est parfaitement évident par suite des aveux d'une femme qui n'a pas persévéré dans la voie coupable où elle s'était engagée.

Il nous paraît donc désirable qu'une législation plus positive vienne consacrer la jurisprudence de la Cour de Cassation, en ce qui concerne la tentative d'avortement, à l'exemple de ce qui existe déjà en Angleterre, en Autriche, dans le royaume d'Italie et en Espagne.

Comme la cour suprême elle-même, nous pensons que, si cette répression est juste et utile vis-à-vis du complice, elle est dangereuse et sans intérêt vis-à-vis de la femme.

D'une part, en effet, les actes dits d'exécution ne seront presque jamais assez caractérisés pour devenir l'objet d'une répression pénale ; de l'autre, il est très-difficile, et par suite fort rare, qu'une femme se fasse avorter sans l'aide ou le conseil d'un complice.

Enfin, et à nos yeux, la principale raison est que la vérification des prétendus actes d'exécution conduirait aux recherches les plus inquisitoriales dans la vie privée de la femme. Mille actions très-innocentes, de sa part, pourraient servir de fondement, avec une certaine apparence de raison, à une semblable accusation, et dès-lors l'on conçoit sans peine qu'il en résulterait une véritable atteinte à sa liberté individuelle et, par suite, un trouble inutile et dangereux pour la société elle-même.

CHAPITRE IV.

DE LA PÉNALITÉ.

La loi punit de la réclusion l'auteur de l'avortement et ses complices.

Cette pénalité a subi des critiques diverses. Les uns l'ont trouvée trop sévère, d'autres insuffisante.

« Entre le crime d'une femme qui se fait avorter, au 7e ou 8e mois de sa grossesse, et celle qui tue son enfant, au moment où il vient de naître, il n'existe pas une distance aussi grande qu'entre la réclusion et la mort, dit M. Destriveaux. »

Cette opinion, qui tend à rapprocher l'infanticide de l'avortement, avait été déjà émise dans la discussion au Conseil d'Etat. Cambacérès l'avait combattue, en disant qu'il était possible qu'une mère, séduite par une fausse honte, crût plutôt prévenir qu'anéantir l'existence de l'enfant qu'elle portait dans son sein.

Cette raison, appliquée à une grossesse de 7 à 8 mois, perd beaucoup de sa valeur ; car, à cette époque, la femme sait 999 fois sur mille quel est son état ; mais, s'il en est ainsi à une période avancée de la gestation, c'est-à-dire après que le fœtus a révélé son existence à la mère par des mouvements propres, le doute est parfaitement possible dans les premiers mois, et l'on croit si facilement ce que l'on désire ardemment, qu'il n'y a rien d'exorbitant à admettre qu'un certain nombre de malheureuses femmes s'imaginent trouver dans ce doute une sorte d'excuse envers elles-mêmes.

Un fait à remarquer, c'est que l'instinct maternel ne naît pas subitement; il grandit peu à peu, et telle femme qui, avant les mouvements de son enfant, acceptait volontiers l'idée d'un avortement, la rejette plus tard loin d'elle. Cette circonstance explique la rareté des avortements au-delà du 6e mois (15 sur 71 cas) (1), alors que c'est présisément à partir de cette époque que la certitude de son état et la proximité de plus en plus grande de son déshonneur, devraient la porter à se faire avorter.

En réalité, il y a donc une criminalité plus grande chez la femme qui se fait avorter, après avoir perçu les mouvements de son enfant, que chez celle qui ne les a pas encore sentis. Malheureusement il est très difficile, sinon impossible, d'établir le fait de la perception ou de la non-perception de ces mouvements par la femme. Aussi ne pensons-nous pas que l'état de développement du fœtus et les phénomènes qui l'accompagnent puissent servir de base à une distinction dans la pénalité.

Dans l'impossibilité de créer différents degrés de criminalité dans le cours de la grossesse, nous devons la considérer dans son ensemble. Or, en nous plaçant au point de vue du délit purement individuel, nous ne saurions approuver la critique de M. Destriveaux. D'abord, le point de comparaison en est faux; car personne n'accepte aujourd'hui la peine de mort comme sanction de l'infanticide. En second lieu, il y a une différence considérable entre l'être vivant de la vie intra-utérine, quel-

(1) Tardieu. *Etude sur l'avortement*, p. 20.

que avancé qu'il soit, et celui qui vit de la vie extra-utérine. Le premier, en effet, n'a qu'une vie incomplète et dépendante, tandis que le second possède une existence parfaite et qui lui est entièrement propre. Abstraction faite de toute autre considération, celle-ci suffit pour motiver une différence notable dans la pénalité.

Si l'on admet la théorie du délit social telle que nous avons cherché à la démontrer ci-dessus, on trouvera une nouvelle raison d'en décider ainsi dans cette circonstance que la loi, réprimant par une seule et même disposition le délit social et le délit individuel, ne punira pas toujours le meurtre d'un être même imparfait. C'est ce qui paraît résulter de la discussion au Conseil d'Etat, où l'on a donné comme motif déterminant d'une pénalité adoucie une certaine incertitude régnant sur la vitalité de l'embryon. Il était donc convenable que la pénalité ne fût pas trop élevée, et à notre avis, le législateur a bien fait de remplacer les vingt années de fer du Code de 1791 par la réclusion.

Il importe, du reste, de remarquer que, lorsque l'avortement sera pratiqué dans l'hypothèse de M. Destriveaux, c'est-à-dire au 7e ou 8e mois de la grossesse, le fœtus arrivera le plus souvent vivant et viable, ce qui obligera, pour terminer l'œuvre commencée par l'avortement, de tuer l'enfant ou de le laisser mourir par la privation des soins nécessaires. Dans ces deux cas, un second chef d'accusation, celui d'infanticide ou d'homicide par imprudence, viendra se joindre au premier, celui d'avortement.

Nous voyons ainsi que le plus souvent, lorsque ce délit prendra un caractère de gravité plus marqué, l'agent encourra une peine plus sévère que celle de l'article 317.

Nous sommes donc amené à écarter le reproche fait à la loi de n'être pas assez rigoureuse ; mais nous devons nous poser la question inverse et nous demander si elle ne l'est pas trop en certains cas.

En premier lieu, nous n'hésiterons pas à la trouver telle, lorsqu'il s'agira du délit social seul. Ce n'est pas que les circonstances atténuantes ne nous paraissent suffisantes, dans l'état actuel de la législation, pour abaisser la peine à ce *minimum* au-dessous duquel elle cesserait d'être efficace ; mais il nous paraît éminemment convenable que, lorsqu'un délit offre des degrés de gravité aussi marqués que le présente l'avortement, suivant que les faits revêtent le caractère de délit social seul ou celui de délit individuel, il nous paraît convenable, dis-je, que le législateur prévoie et réprime distinctement ces différents cas.

En ne le faisant pas, en effet, il laisse au juge le pouvoir exorbitant de tenir ou de ne pas tenir compte, à son gré, d'une circonstance qui, modifiant la nature de l'acte, devrait, par cela seul, entraîner une modification sensible dans la répression.

Si nous tenons la réclusion pour la juste punition des complices mercenaires et de ces femmes éhontées qui, jusque dans le mariage, recourent à l'avortement pour la conservation de leurs charmes, (et c'est ce qui se voyait journellement à Rome), nous ne pouvons la considérer comme telle à l'égard d'une femme égarée, dont cet enfant qui ne vit encore que de sa propre vie à elle, va briser l'existence morale.

Il est certain, en effet, que, si cet enfant n'est pas arrêté dans son développement, le déshonneur de la femme est infaillible et que l'avortement peut seul l'y soustraire. Mais encore faudrait-il un avortement impuni ; car une condamnation apporterait avec elle, et le déshonneur de cette maternité illégitime dévoilée, et l'opprobre attaché à tout châtiment légal. Dans cette situation, malheureusement trop fréquente, la femme n'arrête pas sa pensée sur la rigueur du châtiment dont elle pourra être atteinte ; la seule chose qui la préoccupe, c'est la possibilité d'y échapper, et si elle se décide à un crime qui en général, pourtant, lui sera odieux, ce n'est que parce qu'elle aura l'espérance d'éviter, et la répression pénale, et la divulgation même de sa grossesse.

En pareil cas, ce ne sera donc pas la sévérité du châtiment, mais la certitude de son application qui aura une action réellement efficace. Aussi la société n'ayant pas intérêt à réprimer le délit en question par de fortes peines (1), il nous paraît convenable d'apporter un adoucissement dans la répression à l'égard de la femme qui se fait avorter pour cacher son déshonneur.

Les faits viennent nous montrer toute la vérité de cette idée et toute l'utilité qu'il y aurait à la voir reproduite dans la législation ; car le jury, en pareil cas, admet toujours les circonstances atténuantes, lorsqu'il ne prononce pas la non-culpabilité, parce que la répression de l'article 317, même abaissée des deux degrés, lui paraît

(1) Bentham, *Théorie des peines et des récompenses* ; Romagnosi, *Genezi del diritto penale* ; Feuerbach, *Lehrbuch des geneinen in deustschland gütligen feinlichen Rechts* ; de Broglie, *du Droit de punir et de la peine de mort*, Revue française, sept. 1828.

souvent encore trop forte. Comme nous l'avons déjà vu, cette disposition tempérante a été admise dans les Codes d'Italie et d'Espagne.

D'ailleurs, ainsi que je l'ai déjà fait remarquer, rien n'est plus rare que l'avortement pratiqué par la femme enceinte elle-même (1). Aussi l'intérêt principal réside-t-il dans la punition des complices, dont le concours rend le crime possible, ce qui justifie à leur égard une pénalité supérieure et exemplaire.

Ceci nous amène à examiner les différentes circonstances qui seraient de nature à motiver une aggravation dans la peine.

A nos regards se présentent les médecins et les sages-femmes, dont les connaissances spéciales rendent la complicité extrêmement dangereuse. A notre avis, rien n'est plus juste que l'aggravation de peine dont ils sont frappés ; car ils abusent d'un mandat social qui ne leur a été conféré que pour le soulagement de l'humanité.

J'ai dit les sages-femmes avec intention ; car, si la Cour de Cassation a jugé, par ses arrêts des 26 janvier 1839 et 24 juillet 1840, qu'elles devaient être comprises dans la désignation d'officiers de santé inscrite dans le paragraphe 3 de l'article 317, d'un autre côté le sentiment contraire est professé par plusieurs jurisconsultes éminents, notamment par MM. Chauveau et Faustin Hélie. Malgré tout le respect que j'ai pour l'autorité de ces maitres, il m'est difficile d'accepter leur opinion qui

(1) D'après les tableaux statistiques criminels de 1851 à 1865, il y a eu 1055 accusés pour 392 accusations d'avortement.

repose sur une argumentation de texte, à mon avis, un peu trop exclusive.

L'article 317 porte : « *Les médecins, chirurgiens et autres officiers de santé, ainsi que les pharmaciens*, etc. » Or, la loi du 19 ventôse an XI, n'établit qu'une classe d'officiers de santé en-dehors des docteurs en médecine et en chirurgie. Qu'on prenne au pied de la lettre ce terme : *officiers de santé*, le mot *autres*, qui le précède, n'aura donc aucun sens. Mais si l'on veut remarquer que les sages-femmes ont identiquement les mêmes connaissances et les mêmes droits que les officiers de santé, en matière d'accouchement, on sera amené naturellement à penser que le législateur a entendu comprendre ces deux catégories de personnes, semblables au point de vue du délit, sous une appellation commune. Dans notre ancienne législation, au rapport de Jousse, on punissait les sages-femmes encore plus sévèrement que tout autre coupable pour le délit qui nous occupe. Et comme, il faut bien le reconnaître, le principal danger vient de cette classe de personnes, parmi lesquelles, d'ailleurs, il s'en trouve beaucoup d'estimables, on ne concevrait pas pourquoi le législateur se serait départi d'une règle aussi sage.

On argumente, il est vrai, de l'article 378 du Code pénal, relatif à la révélation des secrets, où les sages-femmes sont nominalement désignées. Mais, dans ce cas, à cause de la condition inférieure de ces personnes, il pouvait être douteux qu'elles dussent être astreintes au ecret profes sionnel. Aussi le législateur avait-il besoin de faire connaître d'une manière expresse qu'il en était ainsi, tandis qu'il devait difficilement supposer que le même doute s'élèverait au sujet de l'article 317 qui se rattache intimement à la pratique même de l'art de la sage-femme.

Le Code pénal autrichien punit plus sévèrement le complice, lorsque celui-ci est le père de l'enfant. Cette distinction, moralement juste, nous paraît devoir être écartée de la loi pénale. Elle aurait, en effet, pour résultat immédiat, de nous faire retomber dans tous les inconvénients de la recherche de la paternité, si formellement opposée au principe même de notre législation, et il ne nous paraît pas qu'il dût en résulter un grand avantage pour la répression.

Plusieurs législations étrangères nous présentent trois causes d'aggravation que nous croyons justes et susceptibles d'être introduites dans notre Droit criminel. La première réside dans le fait de l'avortement pratiqué sans le consentement de la mère. « Celui qui procure l'avorte- » ment d'une femme avec son consentement, dit Haus (1), » blesse les lois naturelles et civiles sous le rapport de » l'enfant; tandis que l'individu qui fait avorter une » femme à son insu, ou contre son gré, viole ces mêmes » lois sous le rapport de l'enfant et de la mère. » Cette distinction est tellement vraie, que l'on ne conçoit pas comment elle n'a pas été introduite dans notre législation pénale.

La seconde se trouve dans la circonstance que le fait de l'avortement a entraîné la mort de la femme. Nous pensons que, eu égard à l'intention de l'agent, cette aggravation ne pourrait être prononcée que tout autant que l'avortement aurait été provoqué à l'insu ou contre

(1) Projet de Code pénal belge, t. 2, p. 225.

le gré de la mère ; car, cet acte faisant courir à la femme une certaine chance de mort, l'agent se trouve avoir attenté, dans une certaine mesure, à l'existence même de la mère. Si celle-ci y avait consenti, toute idée d'attentat disparaît ; car, par cela seul, elle avait accepté les conséquences fâcheuses qui pouvaient en résulter pour elle.

Enfin, les lois de Saxe, Weimar, Hesse et Darmstadt, aggravent la peine de celui qui a l'habitude de coopérer à des actes d'avortement, et dans le dernier de ces États, lorsque cet agent est un homme de l'art ou une sage-femme, l'exercice de sa profession lui est retiré à jamais. La première de ces dispositions est essentiellement sage ; car le danger véritable réside dans ces êtres abjects qui se font un honteux métier de ce crime. La société a un intérêt d'autant plus marqué à sévir contr'eux avec énergie, que le plus souvent ils savent se soustraire à sa juste vindicte.

Quant à la seconde disposition, je doute qu'elle ait une efficacité réelle, puisque, en supprimant le titre, on n'enlève pas à l'agent ses connaissances spéciales qui, avec son immoralité, constituent le danger.

Au surplus, la discussion de cette question, qui est des plus délicates, nous entraînerait trop loin, et nous nous bornons à mentionner cette disposition du Code pénal de Darmstadt.

CHAPITRE V.

DE L'AVORTEMENT PROVOQUÉ DANS UN BUT MÉDICAL.

En traitant de l'élément intentionnel du délit, nous avons mentionné une question des plus délicates en matière de responsabilité médicale : nous voulons parler de la légitimité de l'avortement provoqué par l'homme de l'art dans un but thérapeutique. Nous n'entrerons point dans tous les détails que comporte ce sujet, surtout au point de vue de l'étude des cas dans lesquels il peut y avoir indication de pratiquer cette opération. Ce côté de la question rentre, en effet, dans le domaine exclusif de l'obstétrite. Nous nous bornerons à rechercher si cette opération, en droit pur, est légitime, et si le droit écrit et la jurisprudence s'opposent ou non à son application pratique.

La provocation de l'avortement dans un but médical a été pratiquée chez les Romains, ainsi que nous le montre le texte suivant, emprunté aux œuvres d'Aëtius (1) : « *Si mulier ad gignendum fœtum inepta per negligentiam* » *conceperit... vehementissimis motibus uti, decoctionibus* » *urinam ac menses prolectantibus.... Quod si hæc nihil* » *profecerint, ad validiora auxilia pergendum erit, neque* » *tamen temere hoc faciendum est.* »

Les abus auxquels ces pratiques donnaient lieu dans une société profondément corrompue les firent vraisemblablement proscrire en Europe, sous l'influence des

(1) Devergie, Médecine légale, t. 1, p. 151.

idées chrétiennes; car nous n'en trouvons plus mention que dans Moschion, médecin estimé du Bas-Empire, et quelques médecins arabes des IXe et Xe siècles, notamment dans Avicenne et Rhazès, qui tous, d'ailleurs, reconnaissaient à l'homme de l'art le droit de faire périr le fruit de la conception pour le salut de la mère.

De ces auteurs, il faut arriver au XVIIIe siècle pour revoir cette même mention sous forme de question posée par W. Cooper à Hunter, à la suite de la relation d'un cas malheureux d'opération césarienne (1). Déjà, en 1756, au dire de Deumann, les médecins les plus célèbres de Londres se réunirent pour juger cette méthode. On fut généralement d'accord qu'elle devait être mise en usage; mais il paraît vraisemblable qu'on s'en tint à l'accouchement prématuré (avortement provoqué à une époque de la gestation où le fœtus peut vivre de la vie extra-utérine). Macaulay, Kelly, Deumann, John et James Borlow etc., le pratiquèrent avec succès en Angleterre.

Conseillé par Fr.-Ant May et Weidmann, en Allemagne, ce procédé fut appliqué pour la première fois dans ce pays par Ch. Wenzel, et en Hollande, par Salomon, de Leyde.

En Italie, les professeurs Lavadi et Fr. Ferrario l'ont souvent répété à la clinique de Pavie.

En France, Roussel de Vauzesme paraît être le premier auteur qui ait fait mention de l'avortement artificiel, en 1778. Lauverjat ne l'admet qu'à grand'peine; Bau-

(1) W. Cooper, de Arbortionibus, 1769, et medic. observ. and inquiries, v. IV, p. 271.

deloeque le proscrit, posant en thèse qu'il est contraire au droit et à la morale d'interrompre, sous quelque prétexte que ce soit, le cours de la grossesse. Capuron le qualifie d'attentat envers les lois divines et humaines, et Orfila ne s'y montre pas moins contraire. Enfin, l'Académie de médecine, à qui la question fut posée en 1827, par M. Costa, la repoussa en la déclarant inconvenante.

Cependant une étude plus approfondie des faits recueillis et des observations publiées à l'étranger décidèrent d'illustres praticiens à opérer l'avortement prématuré en France, et bientôt, grâce aux exemples et aux conseils éloquents de MM. Desormeaux et Dezémeris, de Fodéré et Stoltz, de Dubois, de Velpeau et d'autres encore, cette pratique fut universellement adoptée dans notre pays.

Alors s'éleva une question autrement grave, celle de savoir si cette même pratique pouvait être tentée avant que l'enfant fût apte à vivre hors du sein de sa mère ; en d'autres termes, si, dans le cas où l'accouchement prématuré lui-même devait être impossible, le médecin pouvait faire avorter la mère dès les premiers mois de la grossesse.

Le 10 février 1852, l'Académie de médecine fut saisie de cette question par un rapport de M. Cazaux (1). Ce docteur éminent avait déjà, en 1846, pratiqué cette opération dans un cas d'angustie extrême du bassin, ainsi que MM. F. Dubois en 1847, Lenoir en 1850, et Danyau à diverses époques (2). Après une discussion mémorable, à laquelle prirent part tous les maîtres de la

(1) *Gazette médicale*, 14 février 1852, p. 110.
(2) *Gazette médicale*, 13 mars 1852, p. 179.

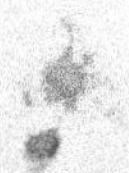

science, l'Académie approuva, à une grande majorité, la conduite de ces honorables praticiens, et plaça ainsi l'avortement provoqué au rang des opérations légitimes de l'art chirurgical.

A l'étranger, toutes les sommités médicales, le professeur Lee, en Angleterre; MM. Van Huevel et Scutin, en Belgique; Nægele, en Allemagne, qui, le premier, avait traité la question *ex professo* dans une savante dissertation (1), se sont déclarés partisans de cette doctrine.

Plusieurs arguments ont été invoqués pour établir la légitimité d'une opération qui, en fait, aujourd'hui, est presque universellement admise par la science médicale.

Pour plus de clarté, nous nous occuperons d'abord de l'avortement prématuré; car la justification nous en semble aussi simple que facile.

De quoi s'agit-il, en effet? De faire vivre quelques semaines plus tôt d'une vie indépendante un enfant déjà viable. Si dans cette opération nous trouvons les éléments matériels du délit, nous ne saurions y voir l'élément intentionnel. En effet, bien que le médecin ait principalement en vue le salut de la mère, il n'est animé d'aucune intention nuisible vis-à-vis de l'enfant qu'il s'efforce d'amener vivant. Le délit, vis-à-vis de cet enfant, ne saurait exister, faute de cette intentionnalité qui en est un élément constitutif. On ne saurait davantage voir dans l'acte même de cet avortement le délit social dont nous avons démontré ci-dessus l'existence; car, loin de présenter, dans ce cas particulier, le danger

(1) De jure vitæ et necis quod competit medico in partu.

qui en détermine l'incrimination d'une manière générale, il procure à la société un avantage direct et immédiat, en lui donnant les chances les plus considérables de conserver deux existences auxquelles elle est intéressée.

Quelques personnes objectent que, bien que dans l'accouchement prématuré la médecine espère conserver l'enfant, il le place dans des conditions moins favorables à son existence, et qu'ainsi il se trouve attenter, en fait, à sa vie, quoique d'une manière indirecte. Nous pouvons répondre hardiment par la négative. Lorsque le médecin pratique l'avortement prématuré, c'est, ou pour amener au jour un enfant, avant qu'il ait acquis un volume tel que les voies naturelles de la mère ne puissent lui livrer passage (angustie extrême du bassin), ou parce que le fait de sa présence dans l'utérus doit causer nécessairement la mort de la mère (vomissements incoërcibles, hémorragie, etc.). Si l'homme de l'art n'intervient pas alors, et qu'il veuille sauver l'enfant, il devra, de toute nécessité, pratiquer l'opération césarienne, au terme de la gestation, sur la mère vivante, dans le premier cas, et dans le second, sur son cadavre, aussitôt après sa mort. Or, les statistiques nous apprennent que, sur 144 enfants venus au monde par l'accouchement prématuré, 88 ont vécu (1), et que, sur 158 venus au monde par l'opération césarienne, 101 ont survécu (2), ce qui donne une proportion sensiblement égale dans l'un comme dans l'autre cas.

Pour l'enfant les conséquences sont donc les mêmes,

(1) Devergie, *Médecine légale*, p. 155.
(2) Cazaux, *Traité d'accouchement*, p. 890.

et les craintes que cette opération a fait concevoir à quelques personnes, à son égard, ne se trouvent pas justifiées. Quant à la mère, il sera peut-être intéressant de savoir qu'elle a survécu 141 fois sur 144 cas d'accouchement prématuré, tandis qu'elle a succombé à l'opération césarienne 102 fois sur 144.

La question devient beaucoup plus délicate lorsqu'il s'agit de l'avortement provoqué. Ici la mort du fœtus est directement obtenue ; elle est volontairement causée. Aussi me paraît-il difficile de ne pas voir dans ce genre d'avortement tous les éléments constitutifs du délit que nous avons déjà étudiés. Nous ne saurions donc accepter la raison donnée par plusieurs médecins-légistes, qui consiste à dire que là il ne saurait y avoir crime, parce qu'il n'y a pas intention criminelle. Evidemment ces auteurs n'ont envisagé la question qu'au point de vue de la mère.

Est-ce à dire que nous pensions que l'avortement pratiqué par le médecin, pour le salut de la mère, constitue un délit ? Assurément non. Quelques heures de pratique médicale en face d'une femme qui agonise dans les convulsions d'un accouchement impossible, inspirent une conviction qu'aucun argument ne saurait ébranler.

Devrons-nous invoquer pour la justification de cet acte, à l'exemple de Nægele et de plusieurs auteurs, le droit de légitime défense ? Nous ne saurions davantage nous ranger à cette opinion. La légitime défense suppose une agression injuste. Or, ici il n'y a rien autre chose que l'évolution d'un phénomène naturel, qui met en conflit deux êtres ayant des droits semblables.

En vain dirait-on que le fœtus vient attaquer la mère

dans son existence, comme viendrait le faire un être inconscient, un fou, par exemple, et que nous avons tous le droit incontestable, non seulement de repousser une telle agression, mais encore de prêter assistance à celui de nos semblables contre lequel elle serait dirigée. Si nous avons ce droit, ce n'est que tout autant que l'agression n'a été provoquée par aucun de nos actes. Je veux bien qu'une mère normalement conformée se trouve dans une situation analogue vis-à-vis d'un enfant dont la mauvaise conformation doit empêcher l'accouchement à terme; mais la situation sera inverse si c'est l'enfant qui est arrêté dans son évolution normale par un vice de conformation de la mère. Il sera donc juste de dire alors que c'est lui, et non la mère, qui éprouve l'agression injuste, et comme conséquence rigoureuse nous serons conduits à admettre le sacrifice de la mère ou celui de l'enfant, suivant que l'un ou l'autre serait la cause de l'impossibilité d'une terminaison normale de la grossesse. Quoi cependant de plus révoltant, que d'un fait aussi matériel, aussi dépendant du hasard, résulte un droit de vie ou de mort sur un être humain, alors surtout que, 19 fois sur 20, ce serait la mère qui devrait être sacrifiée; car c'est presque toujours dans un vice de sa conformation que se trouve l'obstacle à l'accouchement!

Beaucoup d'auteurs, et notamment M. Brillault-Laujardière, dans un ouvrage très-remarquable sur notre matière (1), paraissent trouver dans la nécessité la légitimation de la pratique médicale dont il s'agit.

Voici, en substance, leur raisonnement.

(1) *De l'avortement provoqué.*

Lorsque dans un naufrage deux hommes saisissent la même épave, qui ne peut supporter que l'un d'eux, le plus fort, plutôt que de périr, fait lâcher prise à l'autre. C'est une nécessité pour lui d'en agir ainsi, puisque, autrement, ils perdraient la vie tous les deux, et bien que son droit de vivre ne fût pas supérieur à celui de sa victime, il n'est pas un tribunal qui crût pouvoir le condamner (1). Il est vrai que Cicéron donne une autre solution dans son *Traité des devoirs* (2) : « Lorsque deux » sages, dit-il, se jettent sur une même planche, chacun » doit-il s'efforcer de la conserver, ou l'un doit-il la » céder à l'autre? Sans doute, elle doit être laissée à » celui dont la vie importe le plus. »

S'il est fort douteux que toute leur sagesse suffît à nos deux philosophes pour leur faire goûter cet avis, tant est fort cet instinct de conservation que réveillent en nous les premières menaces de l'asphyxie, il importe de remarquer que le conseil de Cicéron est parfaitement applicable lorsqu'il se trouve un tiers désintéressé, comme le médecin, par exemple, en matière d'accouchement, pour jouer le rôle d'arbitre.

On sent, en effet, que si plusieurs êtres sont fatalement voués à la mort, et que l'on puisse en sauver quel-

(1) La raison le veut ainsi, et la morale ne saurait y être opposée. Si nous consultons, en effet, cette loi éternelle de charité qui veut que nous aimions notre prochain comme nous-mêmes, nous n'en conclurons pas que nous devions l'aimer plus que nous-mêmes. Or, dans une pareille alternative, ne pas admettre le sacrifice d'autrui, c'est se sacrifier soi-même, et si ce dernier acte est héroïque et sublime, aucune loi ne saurait cependant nous en imposer l'obligation.

(2) *Cicero, de off.*, lib. III-XXIII.

ques-uns, il y a nécessité de le faire, et ceux qu'on sauvera, de préférence aux autres, sont ceux dont la vie importe le plus.

Ici nous sommes en présence d'une mère et de son fruit. Lequel de ces deux êtres doit être préféré? La question se trouve ainsi ramenée à savoir quel est celui dont la vie importe le plus à la société. Il est évident que l'élément principal de cette appréciation devra être puisée dans les probabilités de vie respectives de la mère et de l'enfant. Or, l'expérience nous apprend que, si l'avortement n'est pas provoqué à une certaine époque de la gestation, il n'y aura de ressource pour la mère comme pour l'enfant que dans l'hystérotomie. Par cette opération, 2 enfants sur 3 arriveront vivants, et un seul parviendra à l'âge de 30 ans. Pour la mère, si l'opération a lieu dans un grand centre, elle succombera à peu près nécessairement (25 opérations depuis 60 ans, à Paris et à Londres, 24 décès), et si elle a lieu à la campagne, la malheureuse a encore au moins deux chances sur trois d'éprouver un résultat aussi fatal (1). De telle sorte que, même dans les circonstances les plus favorables, la vie de chacun des enfants survivants n'est achetée qu'au prix de celle de plusieurs femmes. Et encore faut-il remarquer que le plus ordinairement ces femmes sont dans la force de l'âge et ont en moyenne plus de vingt ans à vivre. Si, de plus, nous tenons compte de la place qu'elles occupent

(1) Débats de 1852 à l'Académie de médecine. Depuis cette époque, une étude plus sérieuse des faits a démontré que cette dernière proportion était beaucoup trop faible et qu'il fallait admettre au moins 4 décès sur 5 cas.

dans la famille et dans la société, des liens d'affection qui les unissent à leur mari et à leurs enfants, n'est-il pas raisonnable de penser que les dernières hésitations disparaîtront dans les esprits les plus timorés ?

Nous ne saurions cependant, quant à nous, voir dans cette argumentation une preuve juridique de la légitimité de l'avortement provoqué pour le salut de la mère. Si, dans certains cas, la nécessité peut servir d'excuse, il n'en résulte pas qu'elle ait la puissance de modifier des droits préexistants. Invoquer la nécessité, c'est le plus souvent, en effet, avouer la non-existence d'un droit. Dans l'exemple que nous avons cité, comme dans tous ceux de même nature que l'on pourrait invoquer à l'appui de la thèse que nous venons d'exposer, on ne saurait admettre que l'être sacrifié ait un droit de vivre inférieur à celui qui survit. S'il succombe, c'est qu'il est moins fort ou moins habile, et il est impossible de faire de cette circonstance toute fortuite une raison juridique de justifier l'attentat dont il est l'objet. A notre avis, si de pareils actes peuvent être excusés, c'est qu'ils se produisent dans des circonstances où nous nous trouvons en face d'une menace de mort imminente, et que, en pareil cas, l'instinct de la conservation se manifeste le plus souvent en nous avec une telle violence, qu'il domine notre pensée et apporte dans notre libre arbitre un trouble assez considérable pour diminuer, pour effacer même notre responsabilité morale.

Mais en admettant que cette situation soit celle de la mère et qu'elle puisse invoquer une semblable excuse, il ne saurait en être de même pour le tiers qui viendrait lui prêter sa coopération. Nous n'apercevons donc pas comment la nécessité pourrait justifier le rôle du médecin.

En poursuivant notre analyse, nous voyons que, si la solution, d'une manière générale, de la question posée est facile et résulte suffisamment des données de l'expérience, elle ne se trouve pas moins ramenée, dans chaque cas particulier, à un examen du degré d'utilité morale et matérielle que la société doit raisonnablement espérer de l'existence de la mère ou de celle de l'enfant. Je reconnais que le plus souvent la vie de la mère doit être préférée ; mais est-ce qu'il ne pourra pas se produire certains cas où il sera plus utile de sauver l'enfant que la mère? Par exemple, si cette dernière est atteinte d'une affection qui doit entrainer sa mort dans un temps plus ou moins prochain(1)? Or, quelles ne sont pas les difficultés d'un tel examen? Et qui devra prononcer? Sans doute le médecin pourra apprécier, mieux que tout autre, les chances comparatives de vie de la femme ou du fœtus! J'admets même qu'il ait le droit de le faire; car cette mission peut être considérée comme comprise dans le cercle de ses attributions professionnelles; mais qui lui a donné celle d'apprécier l'intérêt moral que la société peut avoir à la conservation de l'un ou de l'autre de ces êtres? Le mari n'a-t-il pas, ainsi que la famille, le droit d'être écouté? Ne peuvent-ils pas cependant avoir les intérêts les plus opposés? La femme, elle-même, sur l'existence de laquelle on délibère, n'a-t-elle pas aussi, et plus que tout autre, le droit de faire valoir les services qu'elle a rendus à la société, et tant d'autres raisons

(1) Tarnier, *Des cas où l'extraction du fœtus est nécessaire.*

pour qu'on lui conserve la vie, quelque courte qu'en doive être la durée ?

Evidemment l'appréciation d'une semblable question, en admettant même qu'elle fût possible, serait au-dessus des forces d'un médecin, qui souvent ne connait même pas, ou presque pas, la personne à laquelle il donne ses soins. Et pourtant aucune incertitude ne s'élève lorsqu'il s'agit d'un cas entièrement analogue; nous voulons parler du sacrifice de l'enfant pendant le travail de l'accouchement, lorsque c'est le seul moyen de sauver la mère.

L'histoire médicale ne conserve le souvenir que d'un homme qui ait ordonné le sacrifice de sa femme pour sauver son enfant. C'est Henri VIII, d'Angleterre. Tout le monde connait la valeur morale de ce monarque!!!

Napoléon Ier, au moment où ses vœux les plus ardents de père et de souverain allaient être exaucés, n'hésita pas à dire à Corvisart : « En tout cas, sauvez la mère! »

Le cri de Napoléon est celui du cœur. En pareil cas, il n'est pas d'époux qui ne s'y associe, pas de médecin qui puisse hésiter. Toutes les distinctions posées en théorie sont oubliées en pratique, et le fœtus est toujours sacrifié à la mère.

Est-ce que ce fait constant et accepté par tout le monde ne saurait être juste? Evidemment non! et s'il est juste de sacrifier l'enfant à la mère, quelles que soient les probabilités de vie et les considérations morales, c'est que le droit d'agir ainsi se trouve dans les conditions mêmes de leur existence et dans leur situation respective.

Si, en effet, la mère possède une existence complète et indépendante, le fœtus, lui, n'a qu'une vie incomplète et subordonnée. Or, cette différence dans la vitalité de ces deux êtres doit se retrouver dans la valeur du droit de vivre qu'ils peuvent avoir au regard l'un de l'autre.

Dans l'espèce humaine la vie, réduite à ses phénomènes essentiels, se résume dans l'accomplissement des trois grandes fonctions de la respiration, de la digestion et de la circulation (du sang). Or, chez le fœtus, cette dernière seule existe, et encore y est-elle incomplète et dépendante. Au point de vue matériel, sa vitalité est donc d'un degré bien inférieur à celle de la femme qui le porte dans son sein.

Au point de vue intellectuel, la différence n'est pas moins grande ; car nous trouvons entre eux toute la distance qui sépare un être jouissant de toutes les facultés de l'entendement d'un être qui en est totalement dépourvu. Serait-il rationnel d'admettre que, à cette infériorité dans la vitalité du fœtus n'en correspond pas un autre dans le droit de vivre qu'il possède ? Evidemment non. Sans doute nous reconnaissons ce droit au fœtus parce que, quelque imparfait qu'il soit, il possède, dès le moment de la fécondation, une individualité propre, mais nous ne pouvons le lui reconnaître avec un caractère de puissance aussi élevée que chez un être relativement complet et indépendant.

Cette opinion se trouve justifiée par ce que nous voyons dans les législations pénales de l'Europe entière. Toutes punissent l'avortement ; aucune d'elles ne le punit aussi sévèrement que l'homicide, alors même qu'il présente positivement le caractère d'attentat à l'existence d'un fœtus viable.

Dans ces législations on remarque même un écart notable entre les deux répressions. Comment justifier une pareille distinction, si l'on reconnait un droit de vie égal à l'embryon et à l'homme fait ? Evidemment il ne saurait être fait abstraction de l'influence qu'exerce sur leurs droits respectifs de vivre le mode même de vitalité de ces deux êtres.

La différence qui en résulte devient bien autrement sensible, si, au lieu de la considérer d'une manière générale entre un fœtus et un homme fait, nous l'examinons entre un fruit et son auteur.

L'individualité de l'embryon est loin d'être absolue ; il ne vit en quelque sorte que d'un reflet de la vie de la mère. Si celle-ci succombe, il devra lui-même succomber. Il n'existe qu'à la manière du bourgeon greffé sur un arbre déjà plein de vie. Il se trouve dans une situation secondaire et dépendante vis-à-vis de la mère, et sa condition d'infériorité vis-à-vis d'elle est tout à fait incontestable.

Rien n'est plus évident que la supériorité de la condition de créateur sur celle de créature, et dans tous les temps cette supériorité s'est manifestée dans la famille, soit par des droits civils et même pénals accordés aux ascendants, soit, tout au moins, par un certain sentiment de déférence et de respect éprouvé par les descendants pour leurs auteurs.

Or, si on reconnait cette supériorité dans les rapports ordinaires de la vie, ne doit-on pas, à bien plus forte raison, l'admettre alors que le fruit est renfermé dans le sein de sa mère et qu'il n'existe que par elle.

Nous le proclamerons hautement, la femme doit, d'une manière générale, respecter l'existence de cet être ; mais cette obligation cesse au moment où un conflit vient à s'élever entre leurs droits de vie respectifs. Dans une telle situation, en effet, le droit de l'enfant ne saurait être opposé à celui de la mère, d'une part, parce que sa vitalité est d'un degré inférieur à celle de la femme, de l'autre, à cause de sa qualité de fruit vis-à-vis d'un être qui possède celle d'auteur. Pour nous, la question se trouve ainsi tranchée en principe, sans qu'il soit besoin d'invoquer les statistiques et toutes les considérations morales que nous avons exposées plus haut, et en conséquence nous dirons : L'avortement est un acte légitime toutes les fois que l'existence du fruit compromet d'une manière certaine et anormale la vie de la mère. Le médecin, dépouillé de ce rôle d'appréciateur souverain des probabilités de vie et des raisons morales qui doivent déterminer le sacrifice de la mère ou celui de l'enfant, se trouve ramené à sa véritable fonction. C'est à lui de reconnaître si le fœtus ne pourra pas venir au monde sans faire incontestablement courir à la femme des chances très-sérieuses de mort.

Dans ce cas, il se trouve dans les conditions de toute opération chirurgicale. C'est dire qu'il ne doit provoquer l'avortement qu'avec l'assentiment de la femme, et après l'avoir avertie consciencieusement des conséquences probables de son état, suivant que l'opération sera pratiquée ou ne le sera pas.

C'est dire encore que la femme est, en définitive, le seul juge de la question ; car nul ne peut la contraindre à subir une opération, quelle qu'elle soit.

Enfin, nous admettrons comme précaution utile, mais non comme nécessité absolue, la consultation préalable que certains auteurs exigent en pareil cas. Toute opération peut, en effet, servir de base à une poursuite criminelle ou à une action en dommages-intérêts, et l'avortement provoqué plus facilement que toute autre. Il pourra donc être utile au médecin de fortifier sa conviction, avant d'agir, et de s'assurer de témoins qui pourront plus tard lui servir de sauvegarde ; mais ce ne sera là qu'une simple précaution que souvent même la constitution physique de la femme rendra inutile.

La loi n'a pas prévu l'avortement provoqué dans un but thérapeutique. On ne peut donc s'appuyer sur un texte formel pour en autoriser la pratique, mais nous ne pensons pas que de l'absence d'une disposition spéciale on pût conclure qu'il est défendu. C'est ainsi, par exemple, que la loi ne prévoit pas, à propos du délit de castration, le cas où il est pratiqué pour le salut d'un homme, et cependant personne n'y voit matière à incrimination. On dit avec raison qu'un élément essentiel de tout délit, l'intention coupable, fait alors défaut chez l'agent, et que, par suite, son acte ne saurait être délictueux.

Mais, pourquoi ne verrait-on pas une cause aussi déterminante d'absolution, s'il s'agit d'avortement provoqué, dans le droit de vie de la mère venant primer et même effacer complètement le droit analogue, mais inférieur, du fœtus ?

En d'autres termes, si dans la castration, opération médicale, nous établissons la non existence du délit par le défaut d'intentionnalité de l'agent, dans l'avortement dont il s'agit nous l'établirons par l'absence relative de droit chez le fœtus, corps du délit, qui dès lors doit être considéré comme non existant.

La jurisprudence vient, du reste, confirmer pleinement notre manière de voir. Non seulement, en effet, aucunes poursuites n'ont été exercées contre les auteurs d'avortements provoqués, quoique de nombreuses observations en aient été publiées dans la presse médicale, mais encore il existe un arrêt de la Cour de Cassation du 27 juin 1806, qui en admet implicitement la légitimité. Voici le texte de cet arrêt :

« La Cour....., attendu qu'il était reconnu par l'acte d'accusation que l'accusé était chirurgien, qu'en cette qualité, *quel qu'ait été le résultat de l'opération qui lui était imputée*, il ne pouvait être frappé d'une peine afflictive qu'autant qu'il avait opéré *par une complaisance criminelle* pour la fille avortée ; d'où il suit qu'il fallait poser la question de savoir si l'avortement avait été procuré dans le dessein du crime (1). »

Il nous paraît donc certain que le médecin, en pratiquant un avortement pour le salut de la mère, accomplit un acte légitime de sa profession, pour lequel il échappe à toute application de l'art. 307 du Code pénal.

Dans ce cas, comme dans celui de toute autre opération, il ne serait punissable que tout autant que sa responsabilité professionnelle se trouverait engagée, par le fait d'une erreur grossière et impliquant une ignorance marquée des règles de l'art (2).

(1) Cassation, 1806, *Bull.*, n° 105.
(2) Devergie, *Médecine légale*, t. I, p. 54.

CONCLUSION.

Après avoir passé en revue les éléments psychiques et matériels constitutifs de l'avortement en droit pénal, ainsi que les circonstances diverses qui peuvent venir en modifier ou même en faire disparaître la criminalité, nous devons nous demander en quoi consistera l'avortement criminel. Voici la définition que nous proposerons de ce délit : *C'est l'expulsion prématurée et volontaire d'un produit de conception hors du cas où son existence met en un péril certain la vie de la mère.*

Le fait même de cette expulsion, pratiquée avec intention et hors du cas ci-dessus, constitue le délit social. Lorsque cet acte a pour résultat de détruire un être dont la vitalité n'est pas douteuse, le délit devient en même temps individuel, et acquiert évidemment un degré de gravité supérieure qui doit entraîner une plus forte pénalité.

Nous avons reconnu que, si celle édictée par la loi de 1810 paraissait juste pour ce dernier cas, elle semblait trop élevée pour le délit social seul, et lorsque c'était la mère qui le pratiquait pour cacher son déshonneur. Par contre, nous avons trouvé des circonstances aggravantes, non seulement dans le cas d'indication ou d'administration de moyens abortifs par des médecins et des sages-femmes, ainsi que nous l'avons établi pour ces dernières, mais encore lorsque l'avortement est effectué par des gens qui le pratiquent d'habitude, ou contre le gré de la mère, et, dans ce dernier cas, principalement lorsque la mort de la mère en est résultée.

La tentative d'avortement nous a paru mériter une répression légale, à cause, non seulement de l'immoralité de l'acte, mais encore de l'inconvénient qui résulterait pour la société de son impunité absolue.

Cependant, les termes de l'art. 317 ne nous ont pas paru assez explicites pour reconnaître que, sous l'empire de la législation actuelle, la répression en soit licite. Nous croyons donc ne pouvoir mieux terminer cet essai qu'en exprimant le vœu que notre Code pénal ne reste pas dans un état d'infériorité marquée vis-à-vis de ceux de la grande majorité des peuples de l'Europe, en ce qui concerne un délit qui, par sa fréquence et le danger social qu'amène sa quasi impunité, appelle la sérieuse attention du législateur.

TABLE.

Typ. de Bonnal et Gibrac, rue St-Rome, 44.

54

www.ingramcontent.com/pod-product-compliance
Ingram Content Group UK Ltd.
Pitfield, Milton Keynes, MK11 3LW, UK
UKHW021104270726
13993UKWH00006B/1006